Nicolas Diat

HEIMKEHR

Die letzten Tage im Leben der Mönche

fe

Der Autor und Publizist Nicolas Diat veröffentlichte zwei Interviewbücher mit Robert Kardinal Sarah: „Gott oder nichts“ und „Kraft der Stille“.

Das Buch erschien 2018 in französischer Sprache unter dem Titel „Un temps pour mourir“

Aus dem Französischen
von Hedwig Hageböck

1. Auflage 2019

Hauptstr. 22, D-88353 Kißlegg
www.fe-medien.de

ISBN 978-3-86357-226-6

Umschlagsfoto: borchee / istockphoto.com
Umschlaggestaltung: Manuel Kimmerle
Druck: orth-druk, Bialystok (Polen)

Printed in EU

Für meinen Freund
Robert Kardinal Sarah

„Hic iacet pulvis, cinis et nihil.“
(Hier liegen Staub, Asche und sonst nichts.)

Grabinschrift von Antonio Kardinal Barberini,
in der Kirche Santa Maria della
Concezione dei Cappuccini in Rom

„Man muss die Angst ebenso wagen können wie den Tod. Der wahre Mut liegt im Wagnis.“
Georges Bernanos, *Die begnadete Angst*[1]

Inhaltsverzeichnis

Außergewöhnliche Geschichten

„Windhauch, nur Windhauch, so spricht Kohelet; Windhauch, nur Windhauch. Alles ist Windhauch. [...] Alles hat seine Stunde und eine Zeit ist bestimmt für jedes Vorhaben unter dem Himmel: eine Zeit fürs Geborenwerden und eine Zeit fürs Sterben; eine Zeit fürs Pflanzen und eine Zeit, das Gepflanzte auszureißen. [...] Alles geht zum selben Ort. Alles ist aus Staub geworden und alles kehrt zum Staube zurück."

Koh 1,2; 3,1–2.20[2]

Am Ende der Via Veneto in Rom bietet die Krypta der Kapuzinerkirche hinter dem Bienen-Brunnen ein ungewohntes Schauspiel. Die Gebeine von Mönchen vergangener Jahrhunderte schmücken fünf Oratorien vom Boden bis zur Decke. Ein Schild aus fahlem Holz warnt den Besucher am Eingang: „Wie ihr, so waren wir; wie wir, so werdet ihr sein."

Einbalsamierte, erstarrte Mönche liegen dort mit ihren Habiten in einer ewig gleichbleibenden Gebetshaltung. Mauern und Gewölbe sind mit Waden- und Schienbeinen, Oberschenkel- und Oberarmknochen verziert. Knochenhaufen und Schädelberge, Wirbelsäulen und Rippen bringen die kuriosesten Gebilde hervor und vermitteln das Bild einer surrealistischen Träumerei.

„Der beste Streich der Kapuziner ist ja, dass sie die Lebenden zwingen, ihre Opfer anzubeten."[3] Mit diesen Worten machte sich Jean-Paul Sartre in *Königin Albemarle oder der letzte Tourist*, einer Erzählung von einer Italienreise, über die Verwirrtheit der Mönche lustig.

Diese makabre Dekoration verklärt traurige Leidensgeschichten. Sie lässt eine ungestüme Beziehung zum Tod erkennen. Vielmehr möchte man meinen, es handle sich nur um eine Farce oder eine Karnevalsaufführung. Beim Verlassen der Krypten finden wir das Leben wieder; das Getöse Roms zeigt einen Zauber, wie wir ihn nie zuvor gekannt hatten.

Diese barocke Schwärmerei ist der perfekte Gegenpol zur Verneinung des Todes in unserer heutigen Zeit. Der moderne Mensch hat vor ihm eine zwanghafte Angst. Er will nicht mehr akzeptieren, dass sein Leben ein Ende hat. Mit allen Mitteln sucht er, den Sensenmann zu vergessen. Der Tod wird verfälscht und geschminkt, gleich einem abscheulichen Albtraum. Gott ist tot, ebenso der Tod. Wie ein Wahnsinniger hetzt der *Homo Deus* umher und versucht mit aller Kraft, die Flagge der Unsterblichkeit an sich zu reißen.

Leider genügt es, einen Tag in einem Leichenhaus zu verbringen, wo die Einbalsamierer regieren, um den Erfolg dieser Utopie zu erkennen. Der letzte Höhepunkt wurde mit einer neuen Bestattungsmethode aus den USA erreicht: die Auflösung der Leiche durch alkalische Hydrolyse. Aldous Huxleys *Schöne Neue Welt* steht vor der Tür.

1995 schrieb François Mitterand ein bemerkenswertes Vorwort für Marie de Hennezels Buch *Den Tod erleben*. Krank und ermattet hatte er, der französische Präsident, selbst das Ende seines Lebens erreicht. „Wahrscheinlich war das Verhältnis zum Tod noch nie so distanziert wie in unserer Gegenwart, dieser Zeit der geistigen Dürre, in der die Menschen vor lauter Schnelllebigkeit [sic] dem Geheimnis des Todes ausweichen"[4], bedauerte er. François Mitterand war im Westen Frankreichs aufgewachsen und hatte das ländliche Leben geliebt, wo die Menschen in ihrem eigenen Haus aus der Welt schieden. Familie, Freunde und Nachbarn kamen, um beim Leichnam des Verstorbenen zu wachen. Oft ruhte der Tote im selben Bett wie zu Lebzeiten. Die Verwandten kümmerten sich um den Heimgegangenen. Die Fensterläden waren verschlossen. Nach der Totenmesse wurde der Sarg durch das Dorf zum Friedhof getragen. Viele Monate lang kleideten sich die Angehörigen als Zeichen der Trauer in schwarz.

In neuerer Zeit setzt der Westen erbittert alles dafür ein, den Tod noch tiefer in der Gruft der Vergangenheit zu begraben.

Heute gibt es keine Totenliturgie mehr. Zugleich waren Panik und Angst der Menschen nie so gewaltig wie jetzt. Wir können nicht mehr sterben.

In dieser trostlosen Welt kam mir der Gedanke, die großen Klöster aufzusuchen, um in Erfahrung zu bringen, was die Mönche uns über den Tod zu sagen haben. Hinter den Klostermauern verbringen sie ihr Leben im Gebet und in der Betrachtung über die Letzten Dinge. Ich meine, dass ihr Zeugnis den Menschen helfen könnte, Krankheit, Leid, Schmerz und die letzten Augenblicke des Lebens zu verstehen. Sie kennen schwere Tode, schnelle Tode und einfache Tode. Öfter und unmittelbarer wurden sie mit dem Ende konfrontiert als die meisten von denen, die diesseits der Klostergemäuer leben. Zu Beginn meiner Arbeit hatte ich die Vermutung, dass Mönche mir nichts verbergen würden, dass sie mir wahrheitsgetreu vom Heimgang der Ihrigen berichten würden. Die vielen Zeugnisse der von mir besuchten Abteien belehrten mich keines anderen.

Ich wünsche, dass dieses Buch ein wenig Hoffnung schenkt. Denn die Mönche zeigen uns, dass ein menschlicher Tod möglich ist. Der Mensch des 21. Jahrhunderts ist nicht zu einem Ende in Einsamkeit, ohne Liebe, in einem anonymen Krankenzimmer verurteilt. Der Mensch des 21. Jahrhunderts ist nicht zu einer vorgetäuschten Humanität verurteilt, die den Tod in wirklichkeitsfremden Bestattungsinstituten verkleidet und verdreht.

Vielleicht sind die Mönche heute die Einzigen, die noch die Worte des heiligen Franz von Assisi aus seinem *Sonnengesang* zu verstehen wissen:

> „Gelobt seist du, mein Herr,
> durch unsere Schwester, den leiblichen Tod;
> ihm kann kein Mensch lebend entrinnen.
> Wehe jenen, die in tödlicher Sünde sterben.
> Selig jene, die er findet in deinem heiligsten Willen,
> denn der zweite Tod wird ihnen kein Leid antun."[5]

Zweifellos kannte der Heilige aus dem Mittelalter auch die Apophthegmen der Wüstenväter. In diesen Erzählungen der ägyptischen Eremiten des vierten Jahrhunderts finden wir zahlreiche Beschreibungen über das Hinscheiden der ersten Mönche der Christenheit. Bemerkenswert ist die Geschichte von Abba Sisoes: „Von Abba Sisoes sagte man, sein Gesicht habe, als er dem Tod nahe war und die Väter sich um ihn versammelt hatten, geleuchtet wie die Sonne. Da sagte er zu ihnen: ‚Jetzt kommt Vater Antonius.' Nach einer kurzen Pause sagte er: ‚Jetzt kommt der Chor der Propheten.' Erneut leuchtete sein Gesicht auf – noch heller als beim ersten Mal – und er sagte: ‚Jetzt kommt der Chor der Apostel.' Der Glanz in seinem Gesicht verdoppelte sich und nun schien er sich mit jemandem zu unterhalten. Die Alten fragten ihn: ‚Vater, mit wem sprichst du?' Da sagte er: ‚Jetzt kommen die Engel mich holen und ich bitte, dass man mich noch ein wenig Buße tun lässt.' Die Alten erwiderten: ‚Du bedarfst keiner Buße mehr, Vater.' Er jedoch sagte: ‚Ich bin mir wahrlich nicht bewusst, überhaupt je damit begonnen zu haben.' Da erkannten alle, dass er vollkommen war. Plötzlich wurde sein Gesicht der Sonne gleich und alle packte Furcht und Schrecken. Er aber sagte: ‚Schaut, jetzt kommt der Herr und sagt: ‚Bringt mir den Auserwählten aus der Wüste.'' Und sogleich hauchte er seinen Geist aus. Daraufhin sah man etwas wie einen Blitz und das ganze Haus wurde von wohlriechendem Duft erfüllt."[6]

Die Geschichten, die mir die Benediktiner in En-Calcat, Solesmes und Fontgombault, die Trappisten in Sept-Fons, die Zisterzienser in Cîteaux, die Kanoniker in Lagrasse, die Prämonstratenser in Mondaye und die Einsiedler der Großen Kartause anvertraut haben, sind ebenso schön und außergewöhnlich wie jene eindrücklichen Worte aus alten Zeiten.

Abba Sisoes Tod erinnert mich an den Mut von Bruder Vincent, des jungen, von Multipler Sklerose heimgesuchten Kanonikers, an die Geistesklarheit des Kartäusers Dom Landuin, der es eilig hatte, in den Himmel zu kommen, und an die Größe von Bruder Pierre, des alten, frommen und edelmütigen Laienbruders.

In Sept-Fons, in der historischen Provinz Bourbonnais, oder in Fontgombault an den Ufern der Creuse berichteten mir die Mönche von einem strahlenden, leuchtenden und friedvollen Tod der Freunde Gottes.

Diese Männer sind keine Helden. Ihre Beklemmungen, ihre Furcht und ihre Pein sind real. Hohe Klostermauern können daran nichts ändern. Eine Krankheit kann grausam werden, die Tunnel der Schmerzen den Körper zermalmen. Die Vorbildlichkeit der Mönche liegt woanders.

Sie zeigt sich in Menschlichkeit und Einfachheit. Wenn der Schnitter kommt und seine Hand aufdringlicher wird, sind die Mönche alle gleich. Sie sind wie fröhliche naive Kinder, die mit Ungeduld darauf warten, das Geschenk zu öffnen. Sie zweifeln nicht an der Erfüllung des Versprechens.

In fünf Meditationen über den Tod und über das Leben liefert uns François Cheng dieses feinfühlige Gedicht:

> Vergiss nicht die auf dem Grunde des Abgrunds,
> Ohne Feuer, Lampe, tröstende Wange,
> Helfende Hand … Vergiss sie nicht,
> Denn sie erinnern die Blitze der Kindheit,
> Den Glanz der Jugend – das Leben im Widerhall
> Der Fontänen, in den Sprüngen des Winds –, wo sollen sie hin,
> Wenn du sie vergisst, du, Gott des Erinnerns?[7]

Um nicht schon vor unserem Hinscheiden unter diejenigen gezählt zu werden, die Gott vergisst, können wir von den Mönchen einiges lernen. Ihre Menschlichkeit, ihr Mut und ihre Gelassenheit flößen Bewunderung ein.

Geheimnisvolle Türen zu verborgenen Schätzen tun sich vor uns auf …

I.

EIN ZU KURZES LEBEN

Abtei Lagrasse

Am 19. Juli 2014 kam ich zum ersten Mal in das Dorf Lagrasse. Die Abtei der Regularkanoniker von der Gottesmutter mitten im hügeligen, trockenen Corbières war mir bis dahin unbekannt. Trotz der Ufer des Flusses Orbieu, welche durch die kunstvolle Brücke Pont-Vieux verbunden sind, trotz der ordentlichen Gärten, welche die eleganten Mauern umgeben, wirkte das Kloster mächtig und heilig auf mich. Die schweren Gitter, der Ehrenhof und die herrschaftlichen Fassaden machten glauben, man betrete ein okzitanisches Schloss.

Gebäude, in denen sich karolingische, romanische und klassische Elemente harmonisch miteinander vereinen, der Kreuzgang aus ockerfarbenem Sandstein, das gewaltige Refektorium, die zarten Lichter der Abteikirche, Kanäle mit fließendem Wasser: In jedem Steinchen lebte Geschichte. Lagrasse ist ein Ort, wo der Geist weht.

In ihren langen, weißen Gewändern sehen die Mönche sehr elegant aus. Das Haupt der Gemeinschaft ist Abt Emmanuel-Marie. Dieser asketische und strenge Bretone hat ein ehrwürdiges Auftreten. Als er mich kurz nach meiner Ankunft in Lagrasse begrüßte, wusste ich sofort, dass vor mir ein aufrichtiger, intelligenter und demütiger Mann stand.

Die 35 Augustiner, welche diese Gemäuer bewohnen, sind jung und kommen alle aus Frankreich. Viele hatten am Beginn einer glänzenden Karriere gestanden. Sie zogen den Dienst am Herrn vor.

Eines Morgens spazierte ich durch die Gärten und Felder, welche um das Kloster liegen. Der Wind von den Bergen machte die Hitze erträglich. In den großen Gemüsegärten arbeiteten Kanoniker; ihre Köpfe schützten alte Strohhüte. Ich bog in eine Allee von alten Olivenbäumen ein, die durch das Landgut führte. Sie eröffnete eine weite Sicht auf Täler und Weinberge. Am Ende der Felder fand ich ganz unerwartet den Friedhof der Mönche.

Als ich die Einfriedung betrat, erregte ein frisch ausgehobenes Grab meine Aufmerksamkeit. Nur eine vom Wind verwehte Plane deckte es notdürftig zu. Lange blieb ich unerlaubterweise vor dieser großen Grube stehen. Der Anblick ließ kaum daran zweifeln, dass die Kanoniker hier bald einen von ihnen bestatten würden. Der restliche Friedhof war beinahe vernachlässigt und verschlimmerte meine innere Unruhe. Ich machte mich sang- und klanglos aus dem Staub, fest entschlossen, diese makabre Entdeckung zu vergessen.

Auf dem Rückweg betrat ich den Kreuzgang. Der zarte Strahl eines Brunnens belebte die Mittagsstille. Unter den Arkaden schöpfte ein Mönch frische Luft. Er saß in einem großen Rollstuhl. Daneben verfolgte eine Krankenschwester von einer kleinen Bank aus jede seiner Bewegungen. Als ich an dem jungen Kanoniker vorbeikam, beeindruckte mich die Schärfe seines Blickes; aber auch seine Müdigkeit und seine Schwäche. Ich wagte nicht, diese Szene mit meinen Eindrücken vom Friedhof in Verbindung zu bringen.

Nach dem Mittagessen fragte ich einen Kanoniker nach dem geheimnisvollen Kranken. Ich erinnere mich noch genau an seine Worte, die mich wie ein Blitz trafen: „Das ist Bruder Vincent-Marie. Er ist 36 Jahre alt und leidet an Multipler Sklerose.“ Dann fragte ich: „Heute Morgen entdeckte ich ein Grab auf dem Friedhof …“ Es folgte die schonungslose Antwort: „Ja, es ist für Bruder Vincent.“

Schwer packten mich Trauer und Wut. Wie konnte Gott einen jungen Mönch im Stich lassen? Wie konnte Er zulassen, dass der Tod einen jungen Mann in der Blüte seines Lebens dahinrafft?

Multiple Sklerose ist eine Krankheit, die das zentrale Nervensystem, Gehirn, Sehnerv und Rückenmark befällt. Die Symptome sind sehr unterschiedlich: Betäubung einzelner Glieder, Sehschwäche, das Gefühl von elektrischen Schlägen im ganzen Körper. Die Krankheit schreitet stufenweise fort und lässt nach einigen Jahren bleibende Folgen zurück. Bewegungskontrolle, Sinneswahrnehmung und Gedächtnis lassen immer mehr nach, bis die Kräfte schließlich ganz schwinden.

Bruder Vincent-Marie von der Auferstehung, mit bürgerlichem Namen Benoît Carbonell, hatte eine schnell fortschreitende Multiple Sklerose. Der Kanoniker der Abtei Lagrasse starb im Alter von 38 Jahren. Das Licht der Welt erblickte er am 15. März 1978 und schied von ihr in seinem Kloster am Sonntagmorgen des 10. April 2016.

Ein Mönch tritt ins Kloster ein, um Gott zu suchen. Er entscheidet sich, die Tage seines Lebens dem Gebet und dem Heil der Seelen zu widmen. Krankheit und nahender Tod verändern das Leben aller Menschen radikal. Ich wollte wissen, ob dies auch für die Mönche zuträfe. Fürchtete Bruder Vincent den Tod? Verspürte er eine besondere Angst, als der große

Hinübergang unausweichlich wurde? Kämpfte er darum, das Unvermeidliche zu verdrängen? Wer war dieser junge Kanoniker, der in seinem kleinen Krankenzimmer eingeschlossen blieb?

Benoît Carbonell wuchs in einer Bauernfamilie in der Normandie auf, wo er eine einfache Kindheit verbrachte. Er war fröhlich und aufgeweckt und zeigte früh eine handwerkliche Veranlagung. Für das Studieren hatte er nicht viel übrig und entschloss sich, Elektriker zu werden. Auf dem Hof seiner Eltern besaß der Jugendliche eine Werkstatt, in welcher er unzählige Dinge aller Art herstellte. Später brachte er ins Kloster einen kleinen Lastwagen mit, welcher mit Heizungen, Neonröhren, Stromkreisläufen und Glühbirnen gefüllt war.

Bruder Vincent löste sich nie von seiner normannischen Heimat, den Jagdausflügen, den bäuerlichen Abenden, der guten Kameradschaft. Er hatte einen Familiensinn und liebte seine Eltern und Geschwister. Die Ganzhingabe an Gott war für ihn kein leichter Weg. Im Jahr 2005 trat Bruder Vincent als Novize in Lagrasse ein. Damals wusste er schon von seiner Krankheit. Im Alter von etwa 20 Jahren hatte er sich einer dreifachen Impfung unterziehen müssen, welche in seinem beruflichen Umfeld üblich war. Später erklärten ihm die Ärzte, dass diese Impfung die Ursache für seine Multiple Sklerose war.

Benoît interpretierte die Krankheit als Versuch Gottes, ihn zurückzurufen, nachdem er vor seiner Berufung davongelaufen war. Die Sklerose brachte ihn zum Klostereintritt. Schon seit vielen Jahren hatte er sich Fragen gestellt. Doch stets drängte er eine Entscheidung zurück. Der Elektro-Künstler liebte das Leben und die Welt. Er sah keinen Sinn darin, sich zwischen vier Wänden einzusperren. Der einfache, aufrichtige und ehrliche Mann hatte stets einen tiefen Glauben, doch wollte er seinen Beruf in der Nähe seiner Freunde ausüben. Eines Tages vertraute er dies Pater Emmanuel-Marie an: „Ich bin aufgrund meiner Krankheit ins Kloster eingetreten." Die ersten Anzeichen der Schmerzen halfen ihm, den großen Schritt zu wagen.

Die Kanoniker hatten erst kurz vor seiner Ankunft die Gemäuer der Abtei übernommen. Lagrasse war baufällig, durch die Dächer kam Wasser, der Wind pfiff durch alle Ecken. Der Novize kannte die ersten Baustellen und die Heldenzeiten, in denen die Mönche das alte Kloster mit eigenen Händen wieder aufbauten. Er selbst erneuerte einen Teil der Stromversorgung eines großen Gebäudes der Mauriner aus dem 18. Jahrhundert.

Das ganze Leben von Bruder Vincent blieb geprägt von seiner Erziehung und dem gesunden Menschenverstand seiner Kindheit auf dem Land. Eines Tages kam eine Maus in das Studierzimmer. Er stand auf und zerdrückte sie mit einem Tritt.

Im Jahr 2006 legte er seine ersten Ordensgelübde ab. Die Krankheit hatte sich schon ausgebreitet und der junge Mann zitterte häufig. Als Erstes ließ ihn seine rechte Hand im Stich. So entschied er, Linkshänder zu werden. Doch bald versagten beide Hände. Infolgedessen konnte er nur noch sehr schwer seine Werkzeuge halten. Er litt darunter, keine Bohrmaschine und keinen Schraubenzieher mehr verwenden zu können. Ohne Klagen gab er den Mitbrüdern sein Elektriker-Wissen weiter, damit sie ohne ihn arbeiten und ihn ablösen könnten.

Bruder Vincent dachte, die Krankheit dauere dreißig Jahre. Er rechnete mit einem ruhigen Leben. Der Kanoniker wusste, dass er schwach war, doch war er überzeugt, sein Ordensleben gebe ihm die Kraft, das Leiden zu überstehen.

Im Laufe unserer Gespräche erinnerte sich Pater Emmanuel-Marie ergriffen an die Zeit, da Gott sich der Krankheit bediente, um die Entscheidung des jungen Normannen schneller herbeizuführen: „Der Himmel überwand die psychologische Grenze dieses Mannes, der auch Schwäche, Egoismus und Beklemmungen kannte. Bruder Vincent sagte von sich selbst, dass es ihm an Hochherzigkeit gefehlt habe. Der Anfang in Lagrasse war schwer. Wir waren 24 Brüder. Die Kanoniker lebten zu Zweit in einer Zelle ohne Heizung. Einige Brüder schliefen auf dem Gang oder in einer Abstellkammer. Die Wäsche wuschen wir in einer alten Badewanne. Die Fensterscheiben waren zerbrochen, überall herrschte bittere Kälte. Der Winter 2005 war eisig, feucht und windig. Mit ehernem Willen stand Bruder Vincent diese Pionierzeit tapfer durch. Doch die Not ließ seine Krankheit schneller fortschreiten. Er dachte, das Klosterleben würde ihm helfen – das genaue Gegenteil war der Fall."

Pater Michael, ein ausgezeichneter und gebildeter Mönch, Superior von Lagrasse, meinte stets, dass Bruder Vincents Geschichte Teil eines von Gott gewollten Planes war. Dieser Kanoniker aus Marseille kannte Bruder Vincent von seiner Ankunft an, seit der Zeit, da die Brüder eifrig die alte Abtei in eine Baustelle verwandelten und sie restaurierten. Sie alle hatten damals ein Gefühl von Jugend, von Fülle und Macht: „Ohne Abstriche stürzte sich auch Bruder Vincent in dieses Abenteuer. Seine Tage verbrachte er mit dem Werkzeugkasten auf der Leiter. In alle Klostermauern bohrte er Löcher; diese haben in Lagrasse eine Breite von 1,60 Metern. Unser Leben war hart. Zu Beginn konnten wir nur zwei kleine Zimmer bewohnen. Das fließende Wasser musste erst noch angeschlossen werden. Aus menschlicher Sicht war es ein verrücktes Vorhaben. Doch wir wurden getragen von der Liebe, die uns vereinte. Die Kanoniker hatten keine Ahnung, was die

Schwäche und Krankheit eines Bruders bedeuten können. Als die Anzeichen der Multiplen Sklerose eindeutiger wurden, trat die Krankheit zum ersten Mal in unser Leben ein. Wir mussten unseren Ehrgeiz läutern."

Anfangs wurde Bruder Vincent nicht mit dem Ziel aufgenommen, eine Ewige Profess abzulegen, sondern nur als einfacher Regular-Oblate. Die Kanoniker wussten nicht, ob er bleiben könnte, und der junge Mann aus der Normandie wusste sehr wohl von dem Fallbeil, das über ihm schwebte. Das Wesen des Novizen veränderte sich. Sein sarkastischer und beißender Humor erfuhr eine Wandlung. Früher hatte er es geliebt, andere durch kleine ironische Spötteleien zum Lachen zu bringen. Nun zog er sich in Reserviertheit und respektvolles Feingefühl zurück, obwohl er wusste, dass sein Freimut und sein Humor den anderen gefiel. Er wurde von Zweifeln gequält.

Mit der Unterstützung seines Onkels und Mitbruders Pierre suchte er verschiedene Ärzte auf, die sich mehr oder weniger ernsthaft seiner annahmen. Bruder Vincent strebte nach Behandlungen, die seinen Zustand verbesserten. Er träumte davon, wieder gesund zu werden. Er war zur Fröhlichkeit berufen; er liebte die Freuden und Leiden des Gemeinschaftslebens. Auf gewisse Weise war er nicht für die Krankheit geboren worden.

Dass Bruder Vincent 2008 die Hilfe eines Gehstocks akzeptieren musste, war für ihn sehr schwer. Seine Beine machten ihm immer mehr zu schaffen. Er konnte sich kaum mehr fortbewegen und stieß an den Wänden an. Seine Hand begann zu zittern, dann der ganze Arm, sodass er nicht mehr gerade gehen konnte. Eines Morgens versagte ein Bein; von da an konnte er sich nicht mehr verlässlich fortbewegen.

Nach einigem Zögern beschlossen die Kanoniker seinen Umzug vom zweiten ins erste Stockwerk, damit er näher bei den Orten des gemeinschaftlichen Lebens wohne. Darüber war er sehr erbost. Doch hatte er keine Kraft mehr, die zwei Etagen hinaufzusteigen.

Seine Energie und Zähigkeit ließen niemals nach, wie Pater Emmanuel-Marie berichtet: „Zu jener Zeit war er zur Pflege in einem Spezialzentrum für Multiple Sklerose und Muskelkrankheiten. Mit ihm waren weitere fünfzig Patienten auf dem Stockwerk. Innerhalb einer Woche hatte er sie alle besucht. Bruder Vincent war voller Leidenschaft für die Evangelisierung. Er betete den Rosenkranz, verteilte Medaillen und erzählte von den Heiligen. Aber er kam blass, erschöpft und ermüdet nach Hause. Nach zehn Tagen im Krankenhaus hatte er fünf Kilo abgenommen. Unser kleiner Bruder wollte leben. Es war für ihn unmöglich, sich auszuruhen. Bei den Untersuchungsaufenthalten in Toulouse setzte er alles daran, das Ärzteteam zu bekehren. Als wir zu ihm kamen, hockten zwei oder drei Krankenschwestern auf seiner Bettkante und hörten ihm zu, wie er über seinen Glauben sprach. Stellte man ihm allerdings Fragen über den Fortschritt seiner Krankheit, log er, um das Ausmaß seiner Schmerzen nicht erkennen zu lassen. Bruder Vincent wollte nicht jammern. Oft sagten ihm die Ärzte, es wäre traumhaft, wenn alle Patienten auch nur einen Funken seiner Lebensfreude hätten.

Nach und nach verstand Bruder Vincent, dass sein Zustand sich nicht mehr bessern würde. Damals war er 35 Jahre alt. Wie kann man im blühenden Alter hinnehmen, dass das Lebensende so nahe ist? Auch Bruder Vincent tat sich mit diesem Eingeständnis schwer. Er hat gekämpft und sich dabei lange behaupten können.

Multiple Sklerose fühlt sich an wie kleine Steine, die immer schmerzhafter werden. Der Schmerz schleicht in alle Winkel. Ganz allmählich gleicht der Körper einer alten Decke, die an allen Ecken und Enden geflickt ist. Diese hässliche und üble Krankheit verschafft sich Aufmerksamkeit: Im Refektorium klappert auf dem Teller das Messer in der zitternden Hand, im Chor der Kirche fliegt ein Buch herunter, im Gang hört man häufige Stürze. Die Kanoniker wurden zu Feuerwehrmännern, die Brände löschten. Die stetig verrinnende Sanduhr stand ihnen beständig vor Augen. Jeder gesundheitliche Rückschritt forderte den Glauben aufs Neue heraus. Ein unter die Arme geklemmtes Buch für den Versuch, im Chor mitzubeten und mitzusingen, extra zubereitetes Essen, spezielles Besteck, ein neues Zimmer – verzweifelt versuchte das Leben, wieder die Oberhand zu gewinnen.

Diesbezüglich war die Feier der Ewigen Gelübde von Bruder Vincent ein großer Augenblick, der die Kanoniker von Lagrasse prägte. Alle waren im Kapitelsaal versammelt. In der Mitte des Raumes befand sich Bruder Vincent. Er konnte weder die Kerze noch das Rituale in seiner Hand halten. Als er die Worte sagte, mit denen er sich für sein ganzes Leben verpflichtete, zitterten alle seine Glieder. Bruder Vincent hatte den Schneid eines Helden, der sich nicht ergeben will. Er liebte Gott mit all seiner Kraft, aber er wollte auf seinem kleinen Stück Land bleiben.

Ich erinnere mich an einen Spaziergang mit Pater Michael über die mit Kiefern und Zypressen bewachsenen Hügel um die Abtei. Da fragte ich ihn, ob es schwer für die Mönche sei, sich von den irdischen Freuden loszumachen. Seine Antwort war einfach: „Das Ordensleben hindert uns nicht daran, die Welt zu lieben. Wir lieben sie anders, ja vielleicht mehr, denn mit den Augen des Glaubens ist die Erde viel schöner. Die Natur ist schöner, die Seelen sind schöner, die menschlichen Beziehungen sind schöner. In seinem Apostolat erlebte Bruder Vincent außergewöhnliche Abenteuer. Wie sollte man über große Freuden traurig sein? Er liebte es, Menschen von der Existenz Gottes zu überzeugen. Seine Pflegerinnen bekehrten sich durch die geistliche Lektüre, die sie durch ihn kennenlernten. Da er selbst nicht mehr lesen konnte, setzten sie sich zu ihm und lasen ihm täglich einige Seiten vor. Bruder Vincent wählte die Bücher passend zu ihren Temperamenten aus, um sicher zu gehen, dass sie berührt sein würden."

Das Geheimnis von Bruder Vincent ist zugleich das Geheimnis des ganzen menschlichen Lebens. Die Menschen werden nach oben gezogen, doch Körper und Verstand halten sie auf der Erde zurück. Für alle gelten die menschlichen Gesetze, auch für die Männer Gottes: Furcht vor dem eigenen Tod und dem Dahinscheiden nahe stehender Menschen sowie die Angst, vergessen zu werden, sind uns allen angeboren.

Eine große Prüfung war für den Bruder der Umzug in die Krankenstation im Jahr 2012. Die Kanoniker wussten, dass er nie wieder nach oben in den Gemeinschaftsteil zurückkommen würde. Pater Michael legte Bruder Pierre die Pläne für das neue Krankenzimmer vor, welches extra für Bruder Vincent eingerichtet wurde. Traurig schaute Bruder Pierre ihn an und sagte: „Wir werden ihn doch nicht bald in die Erde legen, oder?" Bruder Pierre blieb tapfer, er wollte nicht, dass das Leben, wie er es kannte, aufhörte. In Zeiten des Zweifels wendet sich unsere Vorstellungskraft schnell den „von altem Röcheln angefüllte[n] Kammern ewiger Trauer"[8] zu, wie Baudelaire sie beschrieb.

In seinem neuen, für die medizinische Betreuung ausgestatteten Zimmer rief Bruder Vincent eines Tages aus: „Ich habe gerade Gott darum gebeten, bald in den Himmel gehen zu dürfen. Aber ich habe Ihm gesagt, dass Er nach Seinem Willen handeln solle."

Über den Tod wollte der Kranke nicht sprechen. Er war noch nicht bereit. Mehrfach fragte Pater Emmanuel-Marie ihn, ob er gehen wolle. Stets bezeugte er seinen Willen, am Leben zu bleiben.

2013 begannen für Bruder Vincent die Kommunikationsschwierigkeiten. Immer wieder war er abwesend. Wie soll man eine Person ins Jenseits begleiten, wenn sie nicht mehr sprechen kann? Die Brüder versuchten, ihm zu helfen, Sätze zu bilden. Sie schlugen ihm Antworten vor. Eine Zeit lang konnte er die erste Silbe der Wörter aussprechen. Am Ende, als er keinen Laut mehr von sich geben konnte, ersetzten Blicke und Berührungen die Sätze.

Im Mai 2015 verstarb sein Vater an einem Herzinfarkt. Die Kanoniker befürchteten, Bruder Vincent werde ihm aus Trauer nachfolgen. Denn er machte sich solche Sorgen, dass er daran zu ersticken drohte. Wenn er gewollt hätte, wäre der junge Kranke gestorben. Doch zweifellos hielt er durch, um seine Mutter nicht im Stich zu lassen. Der darauffolgende Winter war besonders hart. Eine unruhige Nacht reihte sich an die andere. Bruder Vincent schob den Augenblick, ins Krankenhaus zu gehen, immer weiter hinaus. Furcht befiel ihn. Er wusste, dass er in dieser Einrichtung sterben könnte, wo er sich nicht so gut umgeben fühlte wie in der Abtei. Er hatte entschieden, in seinem Kloster auf Gott zu warten.

Mit unerhörter Frechheit verheimlichte er den Ärzten seinen wahren Gesundheitszustand, damit sie ihn aus dem Krankenhaus entließen. Bruder Vincent setzte alles daran, sie davon zu überzeugen, dass sich sein Zustand bessere, und erreichte sein Ziel. Er erklärte dem Pflegepersonal, dass es ihm gut gehe und so wurde er im Krankenwagen nach Hause gebracht. Zwei Tage später musste man ihn wieder einliefern.

Alle Kanoniker kannten das Ausmaß seines Leidens. Das Bild, das der Krankenbruder von Lagrasse den Ärzten schilderte, hatte nichts mit der Darstellung von Bruder Vincent gemein. Jener besaß eine unglaubliche Überzeugungskraft und erduldete alles, um sich nichts anmerken zu lassen. Sein Lächeln, seine Freude und sein Friede überwanden alle Hindernisse.

Die Kanoniker schenkten ihm ihre fortwährende Anteilnahme. Wenn es dem Kranken schlecht ging, schlief ein Bruder neben seinem Bett am Boden auf einer einfachen Matratze. Dessen Anwesenheit beruhigte Bruder Vincent. Die Brüder mussten es hinnehmen, mehrmals pro Nacht geweckt zu werden. Und um Viertel vor sechs gingen sie in die Kirche, um das Offizium der Matutin zu beten.

Im Laufe der Jahre erwarb das Kloster beachtliche medizinische Fertigkeiten. Trotzdem wurden die Attacken der Sklerose ständig grausamer. Bruder Vincent kämpfte gegen den Schleim, der ihn fast erstickte und so seinen Tod herbeiführen konnte. Er entschied sich gegen einen Luftröhrenschnitt und wehrte sich mehrmals gegen diesen schwierigen Eingriff, zu dem ihm die Ärzte rieten. Bruder Vincent hatte Angst, während der Operation zu sterben. Er wollte nicht verstümmelt werden. Hin und wieder mussten die Krankenschwestern ihn geradewegs auf den Kopf stellen: Sie hielten ihn an den Füßen, damit er ausspucken konnte. Schrecken machte sich im Zimmer breit. Bruder Vincent jedoch stand zu seiner schmerzvollen Entscheidung und bat um Verzeihung für all die Umstände, die man sich seinetwegen machen musste.

Der kleine Kranke war zu einer muskellosen Marionette geworden, die in sich zusammenfiel. Bruder Vincent betete, nicht an einem Erstickungsanfall zu sterben. Menschen mit diesem Krankheitsbild haben oft diese Ängste. Was gibt es Schlimmeres, als die Welt mit zugeschnürter Kehle zu verlassen? Verzweifelt ringen die Kranken nach Luft, ihre Muskeln kontrahieren. In solchen Augenblicken konnte Bruder Vincents Gesichtsausdruck schrecklich aussehen. Eine komplizierte Vorrichtung zur Unterstützung der Atmung, welche die Kanoniker in seinem Zimmer installierten, brachte Erleichterung. Aber der Schrecken verschwand nie gänzlich. Die Panik vor der Erstickung und das Bangen in einsamen Nächten gehörten unzertrennlich zusammen. Bruder Vincent brauchte die körperliche Nähe der Gemeinschaft. Es galt, ein Mittelmaß zwischen Überbehütung und brüderlicher Hilfeleistung zu finden. Wenn er allein war, machte der Kranke in der Nacht kein Auge zu; wachten die Ordensmänner an seinem Bett, gelang es ihm, sich auszuruhen. Insgesamt schlief er nur sehr wenig.

Bewegt erinnerte sich Pater Emmanuel-Marie an die Schmerzen von Bruder Vincent: „Er hatte Angst. Er hatte Angst davor, allein an einem Erstickungsanfall zu sterben. Die moralischen Leiden sind ebenso bedeutsam wie das physische Übel. Wie sollten wir von dem Tag an, da kein Wort mehr aus seinem Mund drang, seinen Kummer, sein Leid und seine Beschwerden verstehen? Oft sagte er: ‚Ich habe Jesus alles gegeben. Er hat alles genommen. Dafür danke ich Ihm.' Dies ist die Frucht eines langen Weges, eines schmalen Pfades, einer Seelenerziehung. Er hat sich nicht nur aus Opferbereitschaft hingegeben, sondern aus reiner Liebe. Das Annehmen seiner

Krankheit war Askese. Oft habe ich ihm gesagt, dass er loslassen müsse. Der Tod seines Vaters hatte ihn sehr geschwächt und ich beteuerte ihm, dass auch er heimgehen dürfe. Er wusste, dass die Kanoniker bestürzt waren, aber wir waren bereit. Ich spürte, dass er kämpfen wollte. 14 Tage vor seinem Tod bat ich ihn, nicht deswegen auszuharren, weil sein Scheiden die Gemeinschaft betrüben würde. Mit großen Augen schaute er mich eindringlich an, dann blickte er lange Zeit in die Leere. Schließlich blinzelte er mit den Augen, um anzuzeigen, dass er mich verstanden habe. Ich wusste nicht, was er wollte, doch er hörte mich. Ich nahm seine Hand und sagte ihm, dass die Brüder seinen Tod sehr beweinen würden; doch vor allem, dass er sich frei wissen solle, sich in die Arme des Vaters fallen zu lassen. In meinem Innersten hoffte ich, dass Gott ihn heimholen würde."

Von nun an mussten ihn die Brüder palliativ versorgen. Es war eine heikle Angelegenheit und sie hatten täglich Angst, etwas falsch zu machen. Sie wussten, dass sie sich im Grenzbereich zwischen Pflege am Lebensende und therapeutischem Übereifer bewegten. In diesem Zustand kann man einer Person viel Leid zufügen, wenn man die Hydratation falsch einstellt und das Übermaß an Wasser die Schleimbildung fördert. Täglich bestand die Gefahr, dass die Pfleger dem Kranken neue Qualen auferlegten. Seine Ärzte fragten sich, ob die schlechte Regulierung der Wassermengen nicht unnötige Schmerzen herbeiführe.

Nie wird Pater Emmanuel-Marie die Tage vergessen, an denen jede Minute ein Kampf war: „Wenn wir einen Körper zwingen, am Leben zu bleiben, helfen wir der Seele nicht. Aber ich musste keine schwierigen Entscheidungen treffen. Bruder Vincent hat mir geholfen. Ich hatte ihm gesagt, dass er heimgehen dürfe, damit wir ihn nicht künstlich in seinem Körper gefangen halten müssten: ‚Diese Erde hat kein Recht mehr, dich festzuhalten. Wir haben großartige Momente zusammen durchgemacht. Du warst unser Christkind, wie ein Säugling, den wir wickeln mussten. Du warst auch ein leidender Christus, ungerechten Qualen ausgeliefert.'"

Ein Kloster ist kein Krankenhaus. Die Gemeinschaft trug die erdrückende Verantwortung für einen sterbenden Menschen. „Wir haben eine gute Wahl getroffen, ihn innerhalb unserer Mauern zu behalten", vertraute mir Pater Emmanuel-Marie an. „Es war keine einfache Entscheidung. Würden wir die Situation meistern können? Würden wir seinen Bedürfnissen gerecht werden? Würden wir seine Schmerzen linden können? Bruder Vincent hat uns enorm gefordert. Die letzten Wochen waren eine echte Herausforderung. Die leibliche Hülle war verschlissen wie ein Stoff, der keine Fasern mehr hat; wie ein Kleidungsstück, das sich noch tragen lässt, aber an allen Enden reißt. Sein Leib hielt die Seele kaum mehr zurück. Er war zu abgenutzt. Sein Lebensende bedeutete die Befreiung einer gefangenen Seele. Im Angesicht des Todes war Bruder Vincent wie ein Lamm, das man zur Schlachtbank führt. Mit besten Kräften haben wir versucht, uns seiner anzunehmen."

In den letzten Wochen betete er nicht mehr. Richtiger müsste man schreiben, dass er mit den Lippen keine Gebete mehr zu sprechen vermochte. Bei den Kanonikern aber gilt, dass ein Mensch, der das Martyrium erleidet, immer noch betet. Der leidende Körper wird selbst zum Gebet. Mehrfach versicherten ihm die Brüder dies, denn es beunruhigte ihn, nicht mehr beten zu können. Er konnte keinen Rosenkranz zu Ende beten. Er stockte, stotterte und schluchzte. Der Kranke wollte weiter seine Gebete verrichten, als habe die Krankheit ihn nicht befallen. Es war nicht leicht, ihn vom Gegenteil zu überzeugen.

Bruder Vincent wollte seinen Tod selbst erleben und den Weg bis zum Ende gehen. Er wollte sich nicht seines Heimgangs berauben lassen. Er durchlebte die Multiple Sklerose als Kampf und bot alle Kräfte gegen die Zwangsherrschaft der medizinischen Behandlung auf. Gott hatte zugelassen, dass sein Körper in tausend Stücke zerfalle, aber Er ließ ihm die Freiheit, sein Ende anzunehmen. Bruder Vincent verschied auf seine Art, umgeben von den Seinen, beschützt und geliebt. Je mehr er sich Gott näherte, desto weniger durchschauten ihn die Brüder. Physisch waren die Kanoniker, Ärzte und Pfleger ganz nahe bei ihm; doch geistig entfernte sich Bruder Vincent immer weiter von ihnen. Am Schluss konnte ihn niemand mehr erreichen.

Bruder Vincent wartete mit dem Sterben, bis seine Mutter an seiner Seite war. Die Jahreszeit war ungünstig, um die Arbeit auf dem Bauernhof liegen zu lassen. Trotzdem reiste Marie-Josèphe Carbonell eines Samstags aus der Normandie an. Den Abend verbrachte sie allein mit ihrem Sohn. Als sie an seinem Bett den Rosenkranz betete, merkte sie, wie er innig die Andacht mitvollzog.

Am Sonntag, den 10. April, betrat die Mutter um neun Uhr morgens das Zimmer. Plötzlich spürte die Krankenschwester, dass er heimgehen würde. Bruder Benoît hielt gerade Wache. Er eilte zu Pater Emmanuel-Marie, damit dieser so schnell wie möglich komme. Sogleich traf er mit Anne, der Schwester von Bruder Vincent, ein. Sein Onkel, Bruder Pierre, war im Hof. Er konnte dabei sein, als Bruder Vincent seine Seele Gott übergab.

Bruder Vincent starb mit großer Leichtigkeit. Wenn ich Pater Emmanuel-Marie zuhöre, meine ich einen Mann zu vernehmen, der vom Tod seines eigenen Kindes spricht. „Ich neigte mich über ihn und wusste, dass die letzten Minuten gekommen waren. Seine Mutter bat ich, seine rechte Hand zu nehmen, seine Schwester die linke. Sein Leib brannte. Ich betete die Sterbegebete und spendete ihm die Krankensalbung. Plötzlich spürten wir, wie er sich entspannte. Der kleine Bruder schien viel ruhiger, wie entrückt auf eine Reise, die seine Kräfte überstieg. Wir waren sicher, dass er uns jetzt verlassen würde. Er wurde ganz durchsichtig. Anfälle und Atemnot wichen. Nicht länger schwamm er in diesem Schmerzensmeer, welches zu seinem Kerker geworden war. Bruder Vincent hatte keine Angst. Sein Heimgang war sanft. Noch am Tag zuvor hatten Krämpfe sein Gesicht entstellt; in der Todesstunde strahlte er."

Sein letzter Atemzug, sein letzter Blick, der letzte Schlag seines Herzens kündeten von Sieg. Als die Totenglocke läutete, kamen die Brüder hinzu. Sie knieten sich in dem Zimmer, wo Bruder Vincent soeben das Zeitliche gesegnet hatte, auf den Boden. Nur wenige Minuten, nachdem er seinen Geist ausgehaucht hatte, war die Gemeinschaft um ihn versammelt. Sie schauten in das schöne Gesicht des Leichnams. Einige Brüder weinten, einige beteten.

Am späten Vormittag versorgten die Krankenschwestern den Verstorbenen. Sie baten die Kanoniker, das Zimmer zu verlassen. Der Zeitpunkt der Frauen war gekommen. Dem Vater Abt schien, als salbten sie den Leichnam Christi vor der Grablegung.

Sechs Tage lang blieb Bruder Vincent in der Totenkapelle. Einige Tage nach seinem Tod traf Kardinal Robert Sarah in Lagrasse ein, um der Bestattung beizuwohnen. Er kannte ihn seit dem Herbst 2014: Damals hatten wir ihn gemeinsam besucht. Der Kardinal war beeindruckt gewesen von seiner geistigen Kraft. Nie werde ich die Schönheit ihrer Blicke vergessen, als diese zwei Männer sich zum ersten Mal begegneten. Der Kardinal kam als Freund, um einen Kranken zu unterstützen und mit ihm zu beten. Als er die Kirche betrat, wo der Leichnam ruhte, war ich wieder dabei.

Die Ergriffenheit des Kardinals war unglaublich. Ich hatte das Privileg, Zeuge dieser Geschichte zu sein – der stillen Freundschaft zwischen dem jungen Kranken und einem der bedeutendsten Prälaten der Kirche. Noch heute kann ich nur schwer mit trockenen Augen an diese Momente zurückdenken.

Bruder Vincent war der erste Heimgegangene aus der Gemeinschaft. Die Kanoniker wollten lange Zeit in seiner Gegenwart verbringen. Pater Emmanuel-Marie schickte Kinder, Ordensschwestern und Kranke zum Gebet in die Kapelle, wo Bruder Vincent ruhte. Als sie diesen Ort verließen, an dem der Kranke früher der Messe beigewohnt hatte, verspürten sie alle einen außerordentlichen Frieden und große Freude.

Am Tag der Beerdigung war alles, selbst die Steine der Abtei, sowohl mit Ernst als auch mit Glück erfüllt. Schon zwei Jahre zuvor hatte man sein Grab ausgeschaufelt – oft hatten die Brüder geglaubt, ihn jetzt zu verlieren. Eine beachtliche Menschenmenge begleitete den jungen Mann. Als die Kanoniker den Sarg verriegelten, verlangte die Mutter, ihn ein letztes Mal auf die Stirn zu küssen. Dann schloss sich der Holzdeckel.

Der Aufstieg zum Friedhof berührte die ganze Gemeinschaft. Durch die Gärten und die Olivenbaumallee ging die lange Prozession. Prächtig war die Natur, die Vögel sangen und ein blauer Himmel strahlte über den Kanonikern. Eines Tages würden sie denselben Weg wie Bruder Vincent beschreiten. Durch ihn war das ewige Leben greifbar geworden.

Zehn Tage nach Bruder Vincents Dahinscheiden wurde Pater Emmanuel-Marie über unerklärliche Vorkommnisse unterrichtet, die auf die Fürsprache des Verstorbenen eingetreten waren. Verschiedene Patienten im Endstadium hatten auf medizinisch unerklärliche Weise eine plötzliche und schnelle Heilung erfahren. Dies kommentierte ein Kanoniker, der mir im mittelalterlichen Garten an der Apsis der Abteikirche anvertraute: „Der Bruder arbeitet im Himmel, wie er es auf der Erde tat: mit Leidenschaft, Genauigkeit und Zurückhaltung. Er ist ein Heiliger mit Methode."

Heute kommen Freunde und Unbekannte, um Bruder Vincent auf dem Gemeinschaftsfriedhof zu besuchen, der zu einem Wallfahrtsort geworden ist. Sein Grab ist einfach und schlicht. Die großen Bäume, das kleine Kreuz und der frische Buchs gestalten die Szenerie wunderbar aus.

Zwei Monate nach der Bestattung berief Pater Emmanuel-Marie eine Versammlung der ganzen Gemeinschaft mit einer Verantwortlichen der Palliativpflege von Montpellier ein. Da berichteten die Brüder von erschütternden Dingen, die sie davor nie zur Sprache gebracht hatten. Einige waren erstmals in der Lage, von ihrer Furcht vor Tod und Krankheit oder der Ungewissheit angesichts des Leides zu sprechen. Manche Mönche erklärten erschüttert, dass sie das Zimmer von Bruder Vincent nicht mehr betreten konnten. Durch ihn fingen einige an, intensiver über verstorbene Angehörige nachzudenken. Andere wiederum berichteten von ihrem Schmerz nach seinem Heimgang. Manche hatten den Verdacht auf eine Art von therapeutischem Übereifer. Demgegenüber wollten andere Mönche sicher gehen, dass die Ärzte ihn nicht in den Tod getrieben hatten. Angesichts des Todes gibt es ebenso viele verschiedene Reaktionen, wie es Menschen gibt.

Den Krankenbrüdern, Bruder Théophane und Bruder Bernhard, fiel es sehr schwer, sein Hinscheiden anzunehmen. An dem Tag, als Bruder Vincent von ihnen ging, waren sie nicht in der Abtei. Es war ein schwerer Schlag für diese zwei Männer. Gerne wären sie dabei gewesen. Bruder Théophane und Bruder Bernhard fühlten sich schuldig. Sie waren so sehr an ihm gehangen, dass sie ihn nicht sterben sehen wollten. Bruder Vincent hatte sie verstanden. Er wartete mit seinem Weggang jenen Augenblick ab, als sie nicht da waren. Er wusste, dass er nicht sterben konnte, wenn seine Schutzengel direkt neben ihm stünden. Sie hätten ihn wieder ins Leben zurückgeholt. Bruder Vincent ist auf seine Art verschwunden. Seine Abwesenheit nach dem Tod nagte an den Krankenbrüdern. Drei Jahre lang hatten sie Tag und Nacht mit Bruder Vincent zugebracht. Bis heute ist sein Zimmer unbewohnt.

Im letzten Augenblick hat Pater Emmanuel-Marie nicht geweint. Wenn er heute darüber spricht, schnürt sich seine Kehle zu. Die Grausamkeit des Leids, die Kürze des Lebens, die Ungerechtigkeit des Todes von Bruder Vincent reißen vor seinen Füßen einen Abgrund auf. Es lässt ihn an den Gottesknecht von Jesaja denken, an das Lamm, das geopfert werden soll. Bruder Vincent erhob nie seine Stimme gegen das Leid. Die Multiple Sklerose vermochte seine Demut, seine Freundlichkeit, seine Einfachheit und seine Größe nicht zu mindern.

Bruder Vincent ist ein Geheimnis. Stets haben ihn die Kanoniker glücklich erlebt. Seine körperlichen Schmerzen waren schrecklich und unerträglich, doch die geistlichen Freuden waren größer. In den letzten Tagen fragte Bruder Pierre ihn oft: „Bruder Vincent, ist es wirklich so schwer zu ertragen?“ Ein Augenzwinkern war die Antwort: „Ja.“ Sein Todeskampf, seine Verzweiflung und seine Angst taten den Brüdern weh. Die physischen Übel sind schwer, aber die seelischen Leiden sind unermesslich. Die Tatsache, nichts mehr zu sein, die elementarsten Fertigkeiten zu verlieren, geht tiefer als große leibliche Wunden. Mit 35 Jahren hatte Bruder Vincent keine Träume mehr.

Mit Sicherheit kannte er das Gefühl von Verlassenheit.

Vielleicht wird ein Schleier des Vergessens die Erinnerung an Benoît Carbonell auslöschen. Männer, die danach zur Gemeinschaft kamen, haben ihn nie persönlich gekannt.

Die Kanoniker waren wie Kinder am Strand, die ihre Sandburg beschützen. Wenn das Meer steigt, wird das schöne Bauwerk zerstört. Also gehen die Kleinen mit der Naivität von jungen Piraten ans Werk und kämpfen mit der Energie von Menschen, die wissen, dass sie verlieren werden. Das Unausweichliche kommt: Das Wasser steigt bis ins Innerste der Burg, in einem Augenblick stürzen die Sandmauern geräuschlos ein. Bruder Vincent war eine brüchige Burg, eine Burg auf dem Schafott. Die Mönche, die mit ihm verkehrten, wurden durch sein Leiden umgewandelt. Schwache und nervöse Brüder wurden hart wie Felsen.

Am Tag der Beisetzung wandte sich Pater Emmanuel-Marie an Bruder Vincent. Ein einfacher Satz klingt noch heute in unserer Erinnerung wider: „Deine Predigt kam nicht von der Kanzel, sondern vom Krankenlager."

Bruder Vincent war ein Riese gewesen. Sein Körper verging wie der Schnee in der Frühlingssonne, doch seine Seele wurde jeden Tag leichter.

Er hat sich geschlagen wie ein junges Raubtier, das um den Ausgang des Kampfes weiß. Wilde Bestien haben seine Muskeln zerrissen und seine Knochen zerbrochen. Doch Bruder Vincent ist als Sieger hervorgegangen.

II.

DER SCHATTEN DER MONTAGNE NOIRE

Abtei En-Calcat

Zwischen Castres und Carcassonne peitscht der Wind Autan die Dörfer. Mächtige Gebäude des auslaufenden 19. Jahrhunderts, eine Kirche aus Naturwerkstein, ein schattiger Kreuzgang, Werkstätten, Obstgärten und Hecken geben der anmutigen, alleinstehenden Abtei ihr Gesicht. Nicht weit von dort befindet sich in den Gemarkungen von Dourgne das Frauenkloster Sainte-Scholastique. Die Abtei ähnelt einem Schloss Ludwigs II. von Bayern, das verloren in den Feldern und Wäldern von Tarn daliegt.

Ich kam nach En-Calcat, um Dom David Tardif d'Hamonville zu begegnen, dem achten Abt seit der Gründung im Jahr 1890.

Die fünfzig Benediktiner, die in En-Calcat wohnen, sind die geistlichen Söhne des Erbauers, Dom Romain Banquet. Der Gründer hatte all seine Kräfte aufgebracht, um dieses große Kloster zu errichten. Seither ist die Abtei, trotz aller Stürme und Gewitter, für die Männer eine geistliche Heimat – vom Noviziat bis in die letzten Stunden ihres Lebens.

In der Mitte des 20. Jahrhunderts erlebte die Abtei im Schutz ihrer großen Ringmauern eine Blütezeit. Der Komponist Dom Clemens Jacob, Guy de Chaunac-Lanzac, einer der bedeutendsten zeitgenössischen Wandteppichweber mit Ordensnamen Dom Robert sowie der Pianist Thierry de Brunhoff sind einige berühmte Persönlichkeiten, die in der Abtei gelebt haben.

Diese sonnige Gegend brachte zahlreiche Berufungen hervor. Auch heute noch klopfen junge Männer an die Klosterpforte, doch die alten Mönche stellen einen besonderen Teil der Gemeinschaft dar. Es vergeht kein Jahr, in dem die Abtei nicht mehrere Mönche zu Grabe trägt.

Ich liebte En-Calcat. Jeden Morgen hörte ich um 8.50 Uhr alle Glocken läuten. Bald würde die tägliche heilige Messe beginnen. Im Chorraum gab es einen schmerzlichen Kontrast zwischen den jungen Mönchen und den älteren Brüdern mit ihrem verlorenen Blick, ihrem gebeugten Körper und ihrer heiseren Stimme.

Dasselbe Gefühl hatte ich im Refektorium. Der Tisch der gebrechlichen, hochbetagten Brüder erschütterte mich. Sie waren zu sechst. Vielleicht würde bereits morgen einer von ihnen diese Erde verlassen haben. Ein Mönch mit einer großen weißen Schürze wachte über jede ihrer Bewegungen. Bruder Olivier, der in seinem Rollstuhl versank, war 89 Jahre alt. Sein Gesicht war ausgemergelt, die Haut blass, die Augen eingefallen. Auf dem Kopf trug er eine schwarze Wollmütze und löffelte langsam seine Gemüsesuppe. Bei jeder Mahlzeit traf ich diese Männer, die am Ende ihres langen Lebensweges angekommen waren. Ihre Askese, ihre Unbeweglichkeit und ihre Zerbrechlichkeit berührten mich.

In der Kirche hörten die alten Mönche von En-Calcat das Offizium von der Empore in der ersten Etage. Sie waren dem Himmel ganz nahe. Diese Benediktiner sangen nicht mehr. Sie verfolgten einfach mit aller Aufmerksamkeit die Psalmen in ihren Büchern. Der Krankenbruder blieb wie ein Schutzengel in ihrer Nähe. Wort für Wort kannte er diesen Satz aus der Regel des heiligen Benedikt: „Die Sorge für die Kranken ist eine vorrangige und höchste Pflicht. Man diene ihnen wirklich wie Christus. Er hat ja selbst gesagt: ‚Ich war krank und ihr habt mich besucht.'"[9]

Der Friedhof in der Nähe des Klosters gleicht einem englischen Garten. Dieser April 2017 sah einen fröhlichen Frühling. Vereinzelte Blumen um die Gräber, das hohe Gras in den Alleen, die milde Sonne und der wunderbar blaue Himmel verliehen der Begräbnisstätte ein bezauberndes Aussehen. In Innenhof dieses Gartens war ein Arbeiter gerade mit der Restauration des Beinhauses beschäftigt. Weiter unten kehrte ein Mönch bedächtig von seinem Spaziergang zurück; ein anderer, jüngerer, rannte in Sportkleidung durch den Hof und begann seinen Dauerlauf.

Ich betrachtete die Namen, die auf die kleinen Gedenksteine geschrieben waren. Sie gaben getreu die Geschichte der Benediktiner von En-Calcat wider: Bruder Lambert Kampé de Fériet, Priester, gestorben am 15. Januar 2009; Bruder Olivier de Bouvier, Priester, gestorben am 27. Mai 2009; Bruder Antoine de Lambilly, Priester, gestorben am 28. November 2010; Bruder Marie-Bernard de Soos, Priester, gestorben am 13. März 2012; Bruder Victor de Champlouis, Priester, gestorben am 21. Dezember 1991; Bruder Pierre de la Jonquière, Priester, gestorben am 2. Februar 2000; Bruder Bède des Rochettes, Priester, gestorben am 17. August 1998; Bruder Paul-Benoît d'Azy, Priester, gestorben am 8. März 2000; Bruder Guy de Maurepas, Priester, gestorben am 25. Oktober 2001. Neben einem großen Kreuz lag im Gestrüpp versteckt das geheimnisvolle Grab des dritten Abtes von En-Calcat, Pater Maris de Floris, der 1994 gestorben war.

In einem hellen und gemütlichen Salon erzählte Dom David d'Hamonville mir freimütig vom Tod seiner Brüder. Er sprach mit dem Sachverstand eines Künstlers und mit dem Herzen eines guten, behutsamen und feinfühligen Mannes, der schon Schmerzhaftes in seinem Leben durchgemacht hat.

Das Jahr 2016 war besonders schwierig gewesen. Binnen sechs Monaten hatte die Gemeinschaft sechs ihrer Brüder zu Grab getragen. In der ersten Novemberwoche hat die Abtei zwei Mönche verloren. Dom David befand sich gerade in der Elfenbeinküste, als er am 26. Oktober den Tod von Bruder Xaver erfuhr. Die Welle der Heimgehenden türmte sich in kurzer Zeit hoch auf; in der Nacht von Allerheiligen folgte dann Pater Michel-Marie.

Letzterer war 62 Jahre alt gewesen. Er litt an einem Oligoastrozytom, einem inoperablen Gehirntumor. Die Chemotherapie verlängerte sein Leben zwar um einige Monate, konnte ihn aber nicht mehr retten. Völlig erschöpft von seiner Afrikareise, kehrte Dom David am Nachmittag des 31. Oktobers in die Abtei zurück. Der Kranke lag im Sterben. Das Atmen war ein Kampf, sein Gesicht hatte keine Farbe mehr. Innerhalb weniger Stunden suchte der Abt ihn dreimal auf: „In der Nacht klopfte ein Mönch sachte an die Tür meiner Zelle und berichtete, dass Pater Michel-Marie im Himmel sei. Er war erlöst. Trotzdem habe ich in dieser Nacht nicht geschlafen. Am 2. November erinnerte ich in der Predigt der Totenmesse daran, dass man sich früher lange auf den Tod vorbereitet hatte. Wir würden sagen, dass das ganze Ordensleben eine *meditatio mortis*, eine Betrachtung des Todes, ist. Die Aufgabe des Abtes war es stets gewesen, die alten Mönche zu ermutigen, auf das Ende ihres Weges zu blicken. Heute ist dies so kaum noch möglich. Wenn das Leben nur noch an einem Faden hängt, kommt der Notarzt oder die Feuerwehr. Vor dem großen Scheiden gibt es viele kleine Augenblicke des Scheidens – in einem weißen Auto oder einem roten Wagen. Sauerstoff, Transfusionen, Antibiotika – dann geht das Leben für einige Wochen oder ein paar Jährchen weiter. Warum sollte man einem alten Bruder Angst machen, indem man mit ihm über die letzten Dinge spricht? Wenn ich einen Mönch besuche, um ihm zu sagen, dass der Himmel nahe ist, muss ich mir zuerst über seinen Gesundheitszustand im Klaren sein. Denn sonst ist ein geistliches Gespräch sinnlos."

Dom David hat Mönche erlebt, die sich dem Tod verweigerten und überzeugt waren, dass die Ärzte das richtige Medikament finden würden. Wie kann man die Hartnäckigkeit eines alten Bruders nachvollziehen, der das Unabwendbare nicht hinnehmen will? Dom David erzählte mir von einem Mönch, der zwischen Leben und Tod stand. Jeden Moment hätte er sterben können, doch auf unerklärliche Weise hörte sein Herz nicht auf zu schlagen. Einen großen Teil des Tages lag der Mönch im Halbschlaf da. Eine Verwandte bat das Kloster um eine Therapie, welche das unausweichliche Ende hinauszögerte. Was sollte Dom David antworten? Der Abt von En-Calcat war immer der Meinung gewesen, dass man sich nicht abmühen müsse, eine Person im hohen Alter am Leben zu erhalten: „Wenn ein Mönch sich auf dieses Spiel einlässt, verliert er den Sinn seiner geistlichen Berufung, die in dem Wissen darum besteht, dass wir unser Leben einem Anderen zu verdanken haben." Dom David misstraut diesem medizinischen Zahnradgetriebe, das den Menschen künstlich am Leben erhält. „Wo steckt Gott in diesen komplizierten Mechanismen?" Er befürchtet eine Verlagerung vom göttlichen Wirken in die Macht der Medizin.

Viele Mönche mussten schon einmal ins Krankenhaus; die Brüder lassen sich nicht mehr täuschen. Manchmal kommen wirtschaftliche Zwänge in der Krankenpflege zum Ausdruck: „Die Ärzte sind hervorragend. Aber sie können uns wie Vieh behandeln. Sie brauchen ein freies Zimmer im Krankenhaus? Also wird der kranke Ordensmann ins Kloster zurückgeschickt, auch wenn am Tag zuvor eine Rückkehr noch völlig ausgeschlossen war … Unser Krankenbruder sieht dann den Krankenwagen anfahren, ohne dass er zuvor darüber in Kenntnis gesetzt worden wäre", berichtet Dom David. In diesen Fragen ist ihm unwohl zumute. Wenn ein Arzt ihn anruft und sagt, dass ein Mönch das Krankenhaus verlassen wird, steht der Bruder nicht selten schon kurz vor dem Koma. Es bleibt nur noch wenig Zeit, ihn in den Tod zu begleiten. Bis der Arzt erkennt, dass er nichts mehr tun kann, haben die Mönche schon viele kostbare Stunden verloren. Dom David hat mit Ärzten gestritten, die sich darauf versteiften, einen Greis am Leben zu erhalten: „Soll ein 90-jähriger Bruder, der an einer schrecklichen Lungenentzündung leidet, nicht zu Gott heimkehren? Es ist schwer, mich einer medizinischen Entscheidung zu widersetzen. Die Ärzte haben die Macht, die endgültige Begegnung eines Ordensmanns mit seinem Schöpfer hinauszuzögern. Der Ablauf ist meist derselbe. Sobald wir den Notarzt oder den Krankenwagen rufen, verlieren wir die Kontrolle über den Kranken."

In En-Calcat leben 20 Mönche im Alter von über 80 Jahren. Sieben von ihnen sind sogar über 90. Mehrmals pro Woche kommt ein Arzt. Dom David fürchtet die jungen Mediziner, denn sie wollen kein Risiko eingehen. Bei ihnen ist die Krankenhauseinweisung schon fast Normalität. In der Krankenabteilung des Klosters herrscht eine ruhige Atmosphäre. Ärzte und Pfleger schätzen die Besuche in der Abtei; sie wissen, dass die alten Mönche dort in Frieden leben. Aber sie verzichten nicht auf die Praktiken, die dem klösterlichen Leben entgegenstehen. Manchmal ist ein Arzt so mutig zuzugeben, dass das Ende nahe ist.

Wenn ich Dom David zuhöre, kommt mir die Regel des heiligen Benedikt in den Sinn: Der Gründer des Mönchtums fordert, dem Novizen „alles Harte und Mühsame auf dem Weg voraus [zu sagen], der zu Gott führt“[10].

Lange hat mir der Abt von Pater Michel-Marie erzählt, dessen Hinübergang vorbildhaft war. Trotz seines Gehirntumors blieb er fröhlich. Bis zum Ende, selbst als der Krebs ihm das Sprechen versagte, verbrachte er lange Stunden im Gebet. Er starb als gehorsamer, gläubiger und demütiger Mönch.

Pater Michel-Marie war das achte Kind einer wunderbaren Familie. Er war Prior gewesen, Novizenmeister und Verantwortlicher für die afrikanische Neugründung von En-Calcat. Er war ein ausgeglichener Mensch, Diplomingenieur, groß, schön, intelligent – er hatte alle Vorzüge, um im Leben erfolgreich zu sein. Dennoch zog er es vor, Mönch zu werden. Pater Michel-Marie und Dom David hatten gemeinsam ihr Noviziat verbracht; dreißig Jahre lang gingen sie Seite an Seite durchs Leben. Seit der Abtswahl von Dom David war jener seine rechte Hand, sein Schild, sein Berater. Pater Michel-Marie hatte die besondere Begabung, die psychischen und menschlichen Nöte seiner Mitmenschen zu verstehen. Er wusste sich selbst vom Martyrium der Depression verschont, aber er sagte, dass die, welche es erleiden, für Gott von großer Bedeutung sind. Er war der Ansicht, dass die kranken Mönche dem Himmel näher sind als die gesunden.

Ein Jahr vor seinem Tod, als es mit ihm gesundheitlich schon bergab ging, empfing Pater Michel-Marie einen Journalisten. Er hatte Angst vor dem Leiden und unterbreitete ihm dennoch folgende großartigen Gedanken: „Das Wissen um meine Krankheit hat mich überempfindlich gemacht. Ich erkenne, wie nichtig das Leben ist. Zugleich hat es eine große Bedeutung. Ich bin mir durchaus bewusst, dass alles ein Ende hat. Trotzdem müssen wir aufstehen und für das Leben kämpfen. Ich habe Lampenfieber vor dem Tod, wie vor einer Prüfung. Die Dimension dessen, was uns im Himmel erwartet, lässt mich erschaudern. Obwohl ich so gering bin, spiele ich in diesem großen Drama eine Rolle. Alles, was ich hier unten tue, bereitet das vor, was ich im Himmel erleben werde. Doch das übersteigt meine Vorstellungen. Mir ist die unermessliche Weite dessen bewusst geworden, was mich auf der anderen Seite erwartet."

Die Kraft und die Geistesklarheit von Dom David überstrahlten die Beerdigung von Pater Michel-Marie.

Die Mönche bereiteten die sterblichen Überreste für das Begräbnis. Als Erinnerung an sein Leben in Afrika legte Dom David eine Kakaobohne in die Hände des Verstorbenen. Pater Michel-Marie hatte sie von der Elfenbeinküste mitgebracht. Nun war sie bei ihm, als die Brüder seinen Leichnam in die Erde ließen.

Ein Grund zur Sorge ist im Kloster (ebenso wie im normalen Leben) der Umgang mit psychisch Kranken. Wie kann man den debilen, altersschwachen Mönchen helfen oder denen, die unter Depressionen leiden? Wie können wir ihre Bedürfnisse verstehen? Im Februar 2017 starb Bruder Elia im Alter von 95 Jahren. Als Prior und Cellerar (Mönch, der sich um die wirtschaftlichen Belange des Klosters kümmert, Anm. d. Ü.) hatte er alle wichtigen Ämter in En-Calcat bekleidet. In seinen letzten Jahren zog er sich in eine Welt zurück, zu der die Gemeinschaft keinen Zugang hatte. Anstelle von Sätzen äußerte er sich nur noch mit einem leichten Kopfnicken. Bruder Elia behauptete, er sei taub geworden. In Wirklichkeit hörte er sehr gut, was er hören wollte. Der Mönch hatte sich ganz mit Gott abgeschottet. Durch ein Übertragungssystem konnte er das Offizium in seinem Zimmer mitverfolgen. Treu betete er bis zum letzten Tag seinen Rosenkranz. Nach seinem Tod las Dom David sein geistliches Tagebuch. Seine geheimen Aufzeichnungen verrieten, wie der Autismus über den Reichtum seines vergangenen Lebens triumphiert hatte. Bruder Elia war ein Künstler. Er war nicht für administrative Aufgaben geschaffen; sie drückten ihn nieder. Als er mit 60 Jahren sämtliche Ämter niederlegte, wurde er Keramiker. Immer mehr zog sich Bruder Elia zurück und sprach nie von den Ängsten, die ihn seit Langem quälten. Er war in einer tiefen Depression versunken. Die Unterhaltung mit den anderen wurde unmöglich.

Wo ist Gott im Leben der Mönche, die von einer psychischen Krankheit heimgesucht werden? Dom David meint, dass es für einen Kranken schwierig ist, sein geistliches Leben im selben Maß wie früher weiterzuführen. Die mentalen Probleme der Brüder werden zu einer Art Barriere, zu einem Schild, auf dem mit Großbuchstaben geschrieben steht: „EINTRITT VERBOTEN". Dom David sagte mir: „Ich will diese Realität, die alle Klöster betrifft – diese Sprachverweigerung und die Abneigung gegen das Göttliche –, nicht wegwischen." In den dunklen Wäldern der Apathie wird das Mönchsleben auf eine rein materielle Ebene reduziert. Das Stundengebet gleicht einem Schatten, einem mit Dornen bewachsenen Weg, einer Atemnot. Niemand weiß, ob die kranken Mönche überhaupt noch das anmutige Läuten der Glocken vernehmen.

Die größte Prüfung für En-Calcat war der Selbstmord eines 48-jährigen Mönchs. Im April 2012 beendete Bruder Irénée am Osterdienstag durch die Einnahme von Schlaftabletten sein Leben. Er war Krankenbruder gewesen. Es dauerte einige Zeit, bis die Mönche seinen Leichnam fanden: Einen Tag lang suchten sie ihn ohne Unterbrechung. Auf dem kleinen Tisch in seiner Zelle fand man ein Stück Papier. Die Worte darauf ließen keinen Zweifel über den Grund seiner Abwesenheit.

Bruder Irénée war mit 30 Jahren ins Kloster eingetreten. Der junge Ordensmann neigte bereits in jungen Jahren zum Suizid, wovon einige seiner früheren Freunde wussten. Einige Monate vor dem Drama hatte er einem von ihnen geschrieben. Bruder Irénée sagte in dem Brief, dass er in seiner Krankenstation über sämtliche Medikamente verfüge, um das Unwiderrufliche zu vollbringen. Jede Woche ging der Mönch nach Toulouse zur Psychotherapie. An diesem traurigen Frühlingsabend kehrte er nicht mehr zurück.

Am Mittwochmorgen gegen sechs Uhr bemerkte ein Bruder, der mit ihm zusammenarbeitete, seine Abwesenheit. Er alarmierte Dom David, welcher sofort in dessen Zelle ging. Dort fand er eine kleine Notiz: „Verzeiht mir, verzeiht mir, verzeiht mir! Ich leide zu viel, ich gehe …" Bruder Irénée richtete sich ein letztes Mal an seine Familie und an seine Gemeinschaft. Er machte niemandem einen Vorwurf, aber er wollte sterben. In der Tasche seines Habits fanden die Mönche einen Zettel. Er hatte ein Gebet zu Gott gedichtet, bevor er sein Leben aus Verzweiflung beendete. „Herr, Herr, du wirst mir vergeben, ich schaffe es nicht mehr. Ich kann nicht bleiben. Ich weiß, dass ich zu dir gehe."

Bruder Irénée war zur Kapelle Saint-Ferréol hinaufgegangen. Das kleine Häuschen befindet sich oberhalb des Klosters auf dem Gipfel der Montagne Noire. Schon seit geraumer Zeit war es ein Wallfahrtsort. Sonntags begeben sich die Novizen nach dem Mittagessen dorthin zum Gebet.

Neben dem leblosen Leichnam fanden die Mönche eine Pillendose. Am Dienstagabend war Bruder Irénée allein hier geblieben. Die Nacht neigte sich und die Wanderer verließen die Gegend. Von oben blickte er auf sein Kloster hinab. Vor seinem geistigen Auge sah er, was die Mönche zu jener Stunde taten.

Feinfühlig und realistisch hat mir Dom David diese düsteren Tage beschrieben. Sein Mut, sein Taktgefühl und seine Menschlichkeit mehrten meine Bewunderung. Als ich ihm zuhörte, kam ich nicht umhin, an den traurigen Vers von Baudelaire in „Spleen LXXVIII“ zu denken. Wie ein heftiger Stoß kamen mir die Worte in den Sinn:

> Wenn tief der Himmel, deckelschwer sich sinkend lassend,
> Den Geist bedrückt, den, klagend, seine Qual verdrießt,
> Wenn er, den ganzen Kreis des Horizonts umfassend,
> Den Tag noch schwärzer als die Nächte auf uns gießt.[11]

Fünf Jahre nach dem Tod von Bruder Irénée sind die Schmerzen, Leiden und Zweifel noch immer heftig. Dom David wollte noch einmal auf diese düsteren Stunden zu sprechen kommen; mit schwacher Stimme, gleich einer Quelle, die in der Trockenheit des Sommers versiegt, sagte er: „Bruder Irénée nahm sich auf dem Berggipfel das Leben. Zusammengekauert ist er vor der Kapelle eingeschlafen. Sein Tod hatte etwas von einer makabren Inszenierung. Am Mittwochmorgen suchten wir in Toulouse nach einer Spur von ihm, denn er hatte auf seinem Tisch eine Adresse hinterlassen. Doch am angegebenen Ort war niemand. Sodann entschieden wir uns, die Polizei zu informieren. Die Beamten rieten mir, ihn mithilfe seines

Handys zu lokalisieren. Kurze Zeit später fand ein Gläubiger, der sich zu Besinnungstagen ins Kloster zurückgezogen hatte, beim Spazierengehen den Leichnam."

Dom David rang nach Luft. Die Wörter überschlugen sich und blieben ihm im Hals stecken: „Ich schrieb die Todesanzeige, ohne dabei die Wahrheit zu verheimlichen. Ich wurde von Nachrichten anderer Äbte überrascht, die dasselbe erlebt hatten." Dom David legte eine lange Pause ein, sein Blick verlor sich in der Weite. Dann erzählte er weiter: „Die Grausamkeit dieses Weggangs bewegte die Gemeinschaft tief im Herzen. Aber wir wurden von der Kraft der soeben durchlebten Heiligen Woche getragen. Wir wollten vereint bleiben. Meine Brüder haben viel für mich gebetet. Sie sahen den Abgrund, in den ich gefallen war. Ich wurde zum Abt eines Ordensmannes, der sich das Leben genommen hatte. Mein Schmerz war tief, schwer und anhaltend. Als wir seinen Leichnam gefunden hatten, nahm die Polizei ihn für einige Stunden zu einer gerichtsmedizinischen Untersuchung mit. Ich hatte keine Kraft, ihn zu identifizieren."

Bruder Irénée wurde kurz nach Ostern begraben, am Samstag vor dem Weißen Sonntag. Die Zelebranten trugen weiße Messgewänder, wie es die Festzeit vorgab und wie es auch der Verstorbene gewünscht hatte. Viele wohnten andächtig dem Ritus bei. Der entschlafene Mitbruder hatte vor seinem Eintritt am Katholischen Institut in Toulouse als Hebräischlehrer gearbeitet. Seine Freunde und Schüler kamen, um ihm Lebewohl zu sagen.

Bruder Irénée ging und nahm mit sich den Schlüssel zu seinem Geheimnis, zu seinen inneren Beweggründen, zu seinem Leid. Er ist auf dem Friedhof der Mönche begraben. Auf einem kleinen Stein auf dem Boden findet man die nüchterne Aufschrift: „Br. Irénée – 11. April 2012".

In der Abtei galt es nun, den Glauben neu aufzubauen. Die Mönche mussten die Demütigung heftiger Verurteilungen hinnehmen. Nur im Gebet konnten sie weiterbestehen. Selbst angefochten, musste Dom David die Kraft aufbringen, um einem Mönch beizustehen, der Bruder Irénée sehr nahegestanden war. Sechs Monate nach dem Selbstmord verließ jener das Kloster, denn er war heftigen Depressionen ausgeliefert. Die Abtei leitete für ihn ein Säkularisierungsverfahren ein. Dieser Mönch, der in die Welt zurückging, war der Einzige gewesen, dem Bruder Irénée einen Abschiedsbrief geschrieben hatte. Er konnte nicht scheiden, ohne seinem Freund die Gründe für seinen Weggang zu erklären. Seitdem kehrt der ehemalige Mönch zu Beerdigungen oder Ordensgelübden immer wieder in die Abtei zurück.

Noch heute ringt Dom David damit, Bruder Irénées Handlung nachzuvollziehen: „Die spektakuläre Inszenierung des Selbstmords unseres Bruders zeigt die Gegenwart des Bösen. Er entschied sich, am Tag nach Ostern wegzugehen, und wusste, dass er damit einen bedeutsamen Tag gewählt hatte. Auf diese Weise verlieh er seinem Tod zusätzliche Gewalt. Wir waren am Boden zerstört. Wollte er, dass wir leiden? Er hat geschrien, aber wir vermochten ihm keine Antwort mehr zu geben. Gibt es ein Kloster, in dem ein Mönch nie auf psychische Probleme stößt? Mit 20 Jahren treten die Männer ein und müssen 60 Jahre lang ein intensives und strenges Klosterleben durchstehen. Die Brüder verändern sich, ihre Weltanschauungen werden komplizierter. Mit der Zeit verschwindet die Inbrunst der ersten Jahre. Schmerzen werden unerträglich."

Dom David kann Pater Damian nicht vergessen. Dieser Mönch starb drei Jahre nach seiner Ankunft. Er kannte ihn nur als Geisteskranken. In den Fluren und im Kreuzgang kämpfte er mit einem unsichtbaren Dämon, sein Körper krümmte sich durch weit ausholende und gewaltige Gesten. Als junger Mönch war er voller Hoffnung gewesen, gutmütig und fromm – er besaß alle Vorzüge, die man für ein Klosterleben braucht. Fotos von damals zeigen einen lächelnden Ordensmann. Er hatte das Vertrauen eines Kindes, das sich in Sicherheit weiß. Doch eines Tages drehten infolge einer permanenten Übermüdung die Nerven von Pater Damian durch. Besessenheit, Paranoia, Wahnvorstellungen sowie sonstige Störungen wurden zu einem Dauerzustand. Lange Zeit verbrachte er in einer geschlossenen psychischen Anstalt. Nach vielen grauenvollen Nächten, leeren Tagen und reichlich vergossenen Tränen hielten es die Ärzte für sinnvoll, dass er ins Kloster zurückkehre. Der Abt hat seine Geschichte geprüft und weiß, dass Pater Damian eine echte Berufung hatte. Aber die Maschine war zum Stehen gebracht worden; es war unmöglich, den Rückwärtsgang einzulegen.

Dom David d'Hamonville denkt, dass Klöster stets Menschen aufgenommen haben, die Lebensüberdruss mit sich herumschleppen. Der Durst nach Gott wird manchmal von existenziellen Nöten überdeckt. Zu Beginn einer Berufung findet man manchmal ein unreifes Desinteresse für weltliche Angelegenheiten oder emotionale und soziale Wunden. Ohne das Verlangen, Gott zu finden, ist der Mensch jedoch nicht in der Lage, im religiösen Leben weit voranzukommen. „Die Mönche, um die es gut steht, wissen, dass wir alle eine kleine Macke haben. In einem Kloster müssen wir öfters einmal mit der Normalität ein Hühnchen rupfen", vertraute mir der Abt an.

Bedrückt sprachen wir über eine weitere schwerwiegende und schreckliche geistige Beeinträchtigung: Zwei Benediktiner von En-Calcat waren gleichzeitig von Alzheimer heimgesucht worden. Pater Efflam und Bruder Joseph zeigten unterschiedliche Symptome auf. Ihre Gehirne verbrannten langsam, doch die Flammen waren nicht dieselben.

Bruder Joseph war nicht mehr in der Lage, ein Gespräch zu führen. Er konnte sich weder an seinen eigenen Namen noch an den der anderen erinnern. Pater Efflam hingegen entglitten die eigenen Lebensfäden, während er die Kontrolle über angesammeltes Wissen behielt. So war er nach wie vor in der Lage, endlose Diskussionen über die Geschichte Frankreichs oder die Geografie eines fernen Landes zu führen.

Die zwei Männer verbrachten ihre Tage gemeinsam. Allein waren sie verloren, verwirrt und niedergeschlagen. Doch wenn der Krankenbruder die Hand des einen in die des anderen legte, machten sie auf den kleinen Wegen um das Kloster zu Zweit ihre Spaziergänge. In der Kirche waren Pater Efflam und Bruder Joseph gesammelt und konzentriert. Sie ähnelten Kindern, die gerade das Beten lernen. Nachmittags setzten sie sich immer am selben Ort nebeneinander hin und sprachen stundenlang über Gott und die Welt.

Eines Wintermorgens fand man Pater Efflam tot in seinem Bett. Für Bruder Joseph war dies ein schwerer Schlag. Seinen Leidensgefährten hatte eine leichte Erkältung erwischt. Er ging im Schlaf von dannen, wie eine Feder, die lautlos auf die Erde fällt.

Auf den letzten Fotos gleicht Pater Efflam wie einem zerstreuten, aber fröhlichen Kind. Die Mönche von En-Calcat pflegten zu sagen, dass sein Alter eine Rückkehr in den Mutterschoß war. Die Qualen seiner Krankheit konnten seine Reinheit, seine Unverdorbenheit, seine Zerbrechlichkeit und sein Lächeln nicht besiegen. Gewiss war er nicht mehr Herr seiner selbst. Die Pfleger und die Gemeinschaft entschieden alles für ihn. Aber er bewahrte seinen Frohsinn.

Pater Efflam hatte ein tadelloses Ordensleben geführt. Die Mönche, die mit ihm zu tun gehabt hatten, stellten infrage, ob sie ebenso gehorsam gegen den Willen Gottes sein könnten wie er. Für Dom David gab es keinen Zweifel: „Wenn Pater Efflam die Alzheimerkrankheit mit Freude überstanden hat, ist dies seiner Einfachheit und seinem Gebetsleben geschuldet."

Der Tod des vierten Abts von En-Calcat am 13. Dezember 2010 prägte sich tief ins Gedächtnis der Mönche ein. Pater Dominique Hermand war selbst auch von Alzheimer betroffen. In den Jahren 1965–1978 hatte er es nicht leicht gehabt als Abt. In diesen unruhigen Zeiten, in denen viele Anfechtungen kamen, begleitete er 17 Mönche vor die Klosterpforte. Diese Mönche kehrten nie mehr zurück. Nur knapp konnte er eine Spaltung der Gemeinschaft vermeiden. Wie kann ein Mensch ein so verwickeltes Leben freudig abschließen, ein Dasein voller Prüfungen, in dem auch das Leid nicht fehlte?

In den letzten Monaten versetzten ihn Nichtigkeiten in Entzückung: Der Wind, der die Wolken antreibt, die Platanenallee, das Sonnenlicht im Refektorium, der Friede der Krankenstation, die Bäume im Kreuzgang – all das wurde in seinen Augen zu einer außerordentlichen Erscheinung. Pater Dominique hatte eine tiefe Liebe für die Gemeinschaft, obwohl er sich von ihr hätte trennen können.

Dom David begleitete Pater Dominique am Tag seines Todes. Nie wird er diesen beachtlichen Moment vergessen. Seine Züge waren angespannt, schmerzerfüllt und mit letzter Muskelkraft zusammengezogen. Das Atmen wurde schwer, keuchend und stockend. Sein Herz schlug immer schwächer. Von einem Augenblick auf den anderen veränderte sich seine Miene: Mit einem Lächeln im Gesicht ist er heimgegangen. Dom David ist wahrhaft gerührt: „Als ich in das Lächeln des scheidenden Pater Dominique sah, spürte ich die Gegenwart Gottes."

Die Krankenbrüder wuschen den toten Körper und bahrten ihn in der Totenkapelle auf. Im Laufe der Stunden wurde er immer schöner. Der Abt bat einen Bruder, ein Foto zu machen. Sein Vorgänger hatte das vorbildliche Strahlen und Lächeln eines Mönchs. In der Kirche konnten die Ordensleute, Priester und Gläubigen während des Requiems das leuchtende Gesicht des Verstorbenen betrachten. Diesen Ausdruck behielt er, bis die Brüder eine Decke über seinen Leichnam legten und seine sterblichen Überreste ohne Sarg in die bloße Erde hinabließen.

Viele Mönche erklärten mir, dass die Züge der Toten sehr unterschiedlich seien. Es gibt Mönche, die ein heiligmäßiges Leben geführt haben und deren Gesichter nicht schön sind, wenn sie tot sind. Andere hatten eine bewegtere Geschichte hinter sich, aber ihr letzter Ausdruck war strahlend.

Die Probleme mit den Krankenhausdienstleistungen nehmen zu; Unregelmäßigkeiten in der ärztlichen Versorgung auf dem Land beunruhigen auch die Mönche von En-Calcat. Ängstlich beobachtet Dom David die medizinische Wüste um das Kloster herum: „Das System der neuen Vertretungsärzte auf dem Land schwächelt. Diese jungen Absolventen kennen uns nicht. Bei unseren alten Ärzten, die uns seit vielen Jahren versorgen, hatte ich ein Gefühl von Sicherheit. Bei manch einem verlieren wir, wenn er geht, eine 40-jährige familiäre Betreuung. Sie kennen unsere seelischen Strukturen, Ängste und Schwächen. Das alte System war menschlich."

Ich war entsetzt über die grausame und angsterregende Beschreibung dessen, was Dom David mit dem französischen Gesundheitssystem durchmachen musste. Das Beispiel von

Pater Patrice, der im Dezember 2016 mit 99 Jahren und elf Monaten verstarb, ist erschreckend. Er war der Begründer der berühmten Zither-Werkstatt der Abtei gewesen; in 40 Jahren hat En-Calcat Tausende von Instrumenten hergestellt und alle Welt beliefert. Noch am Ende seines Lebens übertönte seine Stimme den ganzen Chor der Abtei. Pater Patrice wollte nicht vor seinem hundertsten Geburtstag sterben. Die Mönche hatten eine schöne Feier vorbereitet. Einen Monat vor den Festlichkeiten mussten sie alles wieder absagen. Pater Patrice wurde wegen einer Lungenentzündung für zwei Monate ins Krankenhaus eingewiesen. Als er endlich zu seinen Brüdern zurückkehrte, verkündete uns der Professor, er sei geheilt. Zwei Tage später starb Pater Patrice … Die Ärzte hatten das Bakterium in seinen Lungen nach einer unermüdlichen Jagd in den Griff bekommen. Aber der arme Mann war zu einem kleinen, schwachen und abgezehrten Vögelchen geworden. Er war so mager, dass man die Batterie des Herzschrittmachers unter seiner fahlen Haut sah. Die Brüder fragten sich, ob die Ärzte vielleicht neue Medikamente ausprobiert hätten, ohne sie zu informieren. Dieser Übereifer, um ein Bakterium zu vernichten, erschien ihnen suspekt. War Pater Patrice zum Versuchskaninchen geworden? Wie kann man sich gegen die Autorität der medizinischen Entscheidungen wehren, die wie ein Fallbeil auf uns herabsinkt? Ist das überhaupt möglich? Die Alten sind wehrlos. Man muss kämpfen, um Einsicht in die Informationen der Krankenakte zu bekommen. Die Krankenhäuser haben schauderhafte Rentabilitätsansprüche, nach denen die Kranken eingestuft werden.

Dom David hat sich lange mit diesen Fragen beschäftigt: „Unser Verhältnis zur Medizin hat sich stark verändert. Heute gibt es Präventionsmaßnahmen, die früher nicht existierten. Als ich in die Abtei eingetreten bin, fanden die Mönche nur selten den Weg in unsere Krankenstation. Heute können Routineuntersuchungen ein Leben retten. Besonders in der Kardiologie sind diese Kontrollen von großer Bedeutung. Bei mir selbst wurde 2010 im Zuge einer einfachen Untersuchung eine Verengung der Herzkranzgefäße festgestellt; die Behandlung bewahrte mich vor großen Beschwerden. Und doch wäre ich im Himmel jetzt glücklicher. Wenn wir die Lebenden immer wieder wie Automaten reparieren, werden wir wie Elektroschrott enden. Setzen wir einem Bruder mit Alzheimer einen Herzschrittmacher ein, pflegen wir sein Herz und lassen so die Gehirnkrankheit noch weitgehender wirken. Oft müssen wir zwischen Krebs, Schlaganfall und Herzinfarkt entscheiden. Eine Bereicherung war für mich das Buch *Die Antiquiertheit des Menschen* des Philosophen Günther Anders. Er spricht vom prometheischen Gefälle als Kennzeichen der Post-Moderne. Der Mensch hat eine technologische Welt geschaffen, die ihn demütigt und beschämt. Die Maschinen sind uns Sterblichen überlegen. In diesem System liegt der Fehler zwangsläufig beim Menschen. Die Technologie kann sich nicht länger irren. In der klassischen Anthropologie hingegen stellte der Mensch den Höhepunkt der Schöpfung dar. Seit 50 Jahren ist er zum Bodensatz einer Welt geworden, welche von technologischen Idolen beherrscht wird. Wir sind reduziert zu einem schwachen Glied eines Systems, das wir eigenständig und aus freien Stücken geschaffen haben. Die Heilung im Krankenhaus erliegt derselben Logik. Der Kranke ist eine Maschine. Die Chirurgen reparieren Leber, Niere, Herz und Magen bis zu dem Augenblick, da die Maschine so abgenutzt ist, dass man sie wegwerfen muss. Dieses System durchdringt die westliche Gesellschaft, die Mönche eingeschlossen. Entgegen dieser Vorstellung glaube ich fest, dass unsere Seele in enger Beziehung zu ihrem Schöpfer steht, wie es uns die Bibel lehrt. Wir müssen mit Gott verbunden bleiben, von dem wir unseren Atem empfangen haben. Diese Verbindung darf nicht zerstört werden. Der Arzt pflegt, doch die Heilung erwirkt ein anderer. Die Wiederherstellung des Körpers hängt immer mit dem zusammen, der das Leben schenkt."

Seit der Abtswahl von Dom David im Jahr 2009 sind 22 Brüder gestorben. Für die Benediktiner von En-Calcat ist es wichtig, die Toten nicht zu vergessen. Mit größter Sorgfalt widmet sich der Abt den biografischen Aufschrieben über die entschlafenen Brüder. Die Hinterbliebenen versuchen, das Wesentliche aus dem Leben der Verstorbenen zusammenzufassen. Im Kapitelsaal halten die Brüder gemeinsam Rückblick. Die Erinnerungsarbeit ist sehr wichtig. Warum soll man über einen Toten sprechen? Um ihn bekannt zu machen. Alle zehn Jahre lesen die Brüder im Refektorium diese Nachrufe aus dem Kloster. Seit ihrer Gründung zählt die Abtei 170 heimgegangene Brüder. Man muss gegen die Vergessenheit kämpfen, darf die Toten nicht zu den Akten legen. Die moderne Welt verbraucht die Lebenden und wirft sie dann weg. Die jüngsten Mönche haben mir gesagt, dass sie sehr bewegt waren, als sie den Nachruf auf ihre heimgegangenen Mitbrüder hörten.

Im Mittelalter besaßen die Abteien die sogenannten Totenroteln, also Pergamente mit den Namen der Verstorbenen, die man von einem Kloster ins andere überbrachte. Ein Mönch von Cluny zog durchs Land, verkündete die Todesfälle und rief zum Gebet auf. Auf die Roteln fügte man stets die Namen der zuletzt Entschlafenen hinzu. Zeitlebens pflegten die benediktinischen Abteien die Erinnerung an ihre Toten. Ein Mönch ist Erbe einer großen Tradition. Der heilige Benedikt selbst ist ein Nachfolger von Johannes Cassianus, Basilius und Augustinus.

Dieser Brauch ist frei von gefährlichem Klatsch und Tratsch. Dom David unterlässt es, allzu banale Neuigkeiten über den Gesundheitszustand der Alten im Kapitel zu verkünden. Die Mönche sind im Kloster, um zu leben. Wir müssen das Alter annehmen mit allem, was es mit sich bringt. Bruder Olivier kann von einem auf den anderen Tag heimgehen, aber trotzdem hat er noch seinen vollen Platz im Refektorium. Den Dienst an den Älteren teilen sich die Novizen. Diese jungen Mönche haben einen besonderen Platz in der Nähe derer, die bald aus ihrer Mitte scheiden werden. Am Anfang ist ihre Kehle wie zugeschnürt. Es macht ihnen jedes Mal Angst, den trüben Blick eines bettlägerigen Bruders zu streifen.

Ein Mann, der sein Leben Gott weiht, kann sich vor dem Ende des Weges fürchten. Es kommt auch vor, dass er vor der Zimmertür eines kranken Bruders zögernd stehen bleibt. Der Kampf ist real und es ist sinnlos, ihn schönzureden.

Dom David ist zu bewundern, weil er der Realität ins Auge blickt. Aus Erfahrung weiß er, dass Egoismus, Feigheit und Angst beim Anblick des Leidenden sich im Untergrund des Herzens eines jeden verbergen. Leid enthüllt jedem seine Grenzen. Laien wie Mönche können zu Zwergen oder zu Riesen werden.

Niemand sucht sich sein Ende aus. Und doch lässt Gott zu, dass Ärzte Leben verkürzen. Als ich Dom David zu diesem Thema befragte, wurde es ganz still in dem Raum, in dem wir nun schon mehrere Stunden sprachen: „Die Sedierung ist ein schwerwiegendes Problem. Wir müssen gegen unerträgliche Schmerzen kämpfen. Doch wenn wir den Schmerz nicht mehr empfinden, verabschiedet sich das Leben. Durch den Fortschritt der Analgetika spüren wir nun gar nichts mehr: Wir spüren nicht mehr das Leben. Wir spüren nicht mehr das Menschsein. Wir spüren nicht mehr das Kommen Gottes. Der Mensch wird zur seelenlosen Maschine. Mehrere Brüder wünschten, ihre Ratschläge für die Zeitgenossen im Angesicht des Todes niederzuschreiben. Sie lehnen den therapeutischen Übereifer ab und wollen keine übermächtige Sedierung. Wir möchten gerne im Schlaf aus der Welt scheiden. Die Ärzte lassen uns in ein künstliches Koma fallen, um sicher zu gehen, dass der Kranke nicht mehr leidet. Die Angst ist ein schlechter Ratgeber. Sie steht dem Akt des Glaubens kontradiktorisch gegenüber. Unsere materialistischen Gesellschaften haben eine unbändige Neurose hinsichtlich des Leidens. Warum hat unsere Welt vergessen, dass Leben nicht ohne Leid existieren kann? Wir im Westen sind wohlhabend und können uns nur schwerlich den täglichen Kampf eines Großteils der Weltbevölkerung vorstellen. Wie soll ich reagieren, wenn ein 90-jähriger Mönch ein Hörgerät verlangt? Wie soll ich reagieren, wenn diese Investition in der Höhe von 3000 € zwanzig Menschen in einem afrikanischen Dorf ernähren könnte? Wie soll ich reagieren, wenn ein 95-jähriger Mönch ein neues Gebiss verlangt? Wenn man bedenkt, dass wir viel Ei und Fisch, aber nur wenig Fleisch essen … Es gibt auch einige Mönche, die nur eingebildete Kranke sind. Das sind die Schwachstellen. Wenn ein Bruder bereit ist, an dieser Schwäche zu arbeiten, ist schon ein großer Schritt getan. Wir empören uns über seinen Fehler, aber Gott verzeiht alles." Und Dom David auch. Seine Geduld ist unvorstellbar.

En-Calcat ist eine Oase, die man nur ungern verlässt. Um die Zeit anzuhalten, höre ich ein letztes Mal Dom David zu. Als er 1989 im zweiten Anlauf in die Abtei eintrat, nachdem er es beim ersten Mal nicht übers Herz gebracht hatte, hatte er das Gefühl, auf eine Beerdigung zu gehen. Der junge Bruder betrat den Weg des Klosterlebens, um dem Kreuz möglichst nahe zu sein. Nicht hing seine Liebe an etwas Irdischem, was er mit diesem Schritt hinter sich ließ, aber dennoch brauchte er ein ganzes Jahr, um seine innere Freude wiederzufinden. Jeder Bruder lebt auf seine Weise eine Witwerschaft. Man lässt sein altes Leben zurück.

Der Eintritt ins Kloster ist der erste Schritt ins Grab. Jeden Tag denkt Dom David an seine letzte Stunde: „Wenn ich einmal vor dem Sensenmann stehe, werde ich vielleicht nicht den Mut aufbringen, ihm ins Gesicht zu schauen. Aber ich sehe ihn nicht als eine Bedrohung an. Der Tod ist der Hinübergang zu Christus. Ich hoffe, dass der Sohn Gottes mich an der Hand halten wird. Eine hinduistische Allegorie über die letzten Dinge gefällt mir besonders gut. Sie zeigt den Unterschied zwischen jungen Affen und Kätzchen. Letztere warten untätig darauf, dass ihre Mutter sie ins Maul nimmt, während die kleinen Affen sich an ihre Mutter dranhängen, um von einem Ast zum nächsten zu gelangen … In der Todesstunde sollte der Mönch wie ein Kätzchen sein, das sich von Christus liebevoll im Nacken packen lässt."

III.

EINE FESTUNG, UM DIE WELT HINTER SICH ZU LASSEN

Abtei Solesmes

Am 1. Juni 2017 kam ich in Solesmes an. Die Hitze eines frühen Sommers erdrückte das Dorf und die Umgebung. Nur wenige Minuten, nachdem ich die Pforten der Abtei durchschritten hatte – gerade ins Gespräch mit dem Gastpater vertieft –, hörte ich die Totenglocke läuten. Sie verkündete den Heimgang von Bruder Pierre Buisson, einem alten Mönch, der in seinem 99. Lebensjahr gestorben war.

Wenig später empfing mich Dom Philippe Dupont. Der Abt von Solesmes ist eine einflussreiche Persönlichkeit in der katholischen Kirche, bekannt für sein Wissen, seine Erfahrung und seine Einfachheit. Mit schnellen Schritten eilte er mir entgegen und rief mir mit erschreckender Leichtigkeit zu: „Wir haben für Sie einen Toten!" Mein Aufenthalt hatte eine eigenartige Kulisse angenommen. Aber ich durfte mich keineswegs beklagen. Schließlich war ich nach Solesmes gekommen, um über die Letzten Dinge zu sprechen.

Zwanzig Minuten lang läuteten die Glocken. Mit unübertrefflicher Freundlichkeit und Höflichkeit führte mich Pater Bruno Lutz auf mein Zimmer. Nur kurz hielt ich mich in der kleinen Zelle auf, die mir zugewiesen worden war. Ich wollte durch das Kloster streifen, um in die Atmosphäre jenes Augenblicks einzutauchen, da es einen seiner Söhne verloren hatte.

Besucher liefern oft überschwängliche Beschreibungen von diesen majestätischen Gemäuern. Die Benediktiner von Solesmes, die sich für ein Leben hier entscheiden haben, sind daran schon gewöhnt. Der Klosterkomplex am Ufer der Sarthe ist eine außergewöhnliche Erscheinung. Seine Kirche reicht bis ins elfte Jahrhundert zurück. In ihr befinden sich zwei Gruppenskulpturen, welche die „Heiligen von Solesmes" genannt werden. Die Grablegung Mariens steht der ihres Sohnes gegenüber. Inmitten der Heiligen fasziniert die Vielzahl an Menschen mit ernsten Gesichtern, die Schönheit ihrer Züge, die Anmut ihrer Körper.

Die Abteikirche wurde im 18. Jahrhundert um das restliche Kloster erweitert. Seine Steine sind aus Kalktuff, sein Aussehen nüchtern und elegant. Weiter finden wir den Kreuzgang der Mauriner aus derselben Zeit, das gewaltige Melet-Gebäude aus dem 19. Jahrhundert, in dem sich das Refektorium befindet, den großen Kreuzgang aus dem 20. Jahrhundert mit den gekonnt ausgefeilten Kapitellen, welche die Sonne stets in einem neuen Licht erscheinen lässt, und die Bibliothek, die mehr als 200.000 Bände birgt. Alles zusammen verleiht dem Kloster eine harmonische, robuste und freundliche Ausstrahlung.

Die Mönche identifizieren sich nicht mit dem alten Gemäuer. Zu Recht wehren sie sich gegen die hochtrabenden Vorstellungen, die einen regelrechten Mythos um Solesmes woben. Alle Abteien wollen große kontemplative Schiffe sein, die dem Himmel zusteuern. Die betenden, singenden und arbeitenden Benediktiner von Solesmes suchen Gott auf dieselbe Weise wie die Söhne des heiligen Benedikt im unscheinbarsten Priorat einer abgelegenen Gegend. Der Tod ist der Gleiche in dieser Festung an der Sarthe und in den kleinen Zellen eines afrikanischen Klosters. Gott macht keine Unterschiede.

Bruder Buisson war am frühen Nachmittag entschlafen. Ich hatte den Eindruck, dass die Benediktiner trotz seines Heimgangs ihren alltäglichen Aufgaben weiter nachgingen.

Der Friedhof in der Nähe eines alten Gewächshauses lag verlassen da. Zwischen den Gräbern der Mönche entdeckte ich die Ruhestätte des Prinzen Xaver von Bourbon, Herzog von Parma, der 1977 gestorben war. Er war der Bruder der Kaiserin Zita, einer großen Freundin der Nonnen von Solesmes. Ich setzte meinen Weg zu den Landschaftsgärten unterhalb des Klosters fort. Die schön angelegten Alleen dufteten nach Rosen. In der Nähe des großen Gärtnerhauses rauchte ein Gast seine Pfeife und las Thomas Merton. In einiger Entfernung saßen an kleinen Tischen elegante englische Studenten, die sich konzentriert auf ihre Examen vorbereiteten. Der idyllische und milde Tag schien den Tod beiseitezuschieben, der soeben an der Klosterpforte angeklopft hatte.

Gegenüber von Bäckerei und Grand Hôtel steht die Abtei im Zentrum eines geruhsamen Marktfleckens. Solesmes ist das perfekte Bild des geruhsamen Frankreichs. Die Straßen sind friedlich und still. Die Hauptverkehrsader führt auf der einen Seite zur Brücke über die Sarthe. Am anderen Ende der Straße entdecke ich den berühmten Ort, von dem aus man eine gute Sicht auf die Abtei hat. Vor mir erstreckt sich das Bild eines reichen und mächtigen Klosters, wie es die ganze Welt kennt.

Plötzlich wurden die Spaziergänger auf dem Uferweg gezwungen, sich einen Unterschlupf zu suchen. Schwarze Wolken zogen sich am Himmel zusammen. Der Wind pfiff durch die großen Bäume am verschlafenen Ufer. Die monastische Festung veränderte ihre Farbe. Die romantisch schillernden Fassaden wurden zu traurigen, rußfarbenen Mauern.

Gegen 16 Uhr kehrte ich ins Kloster zurück. Das Gewitter war in vollem Gange. In einer Ecke des Friedhofs begannen zwei junge Mönche gerade, mit schweren Schaufeln ein Loch zu graben. Es war eine körperliche Anstrengung. Doch die bevorstehende Arbeit schien die Ordensmänner nicht zu entmutigen. Nach jedem Stundengebet wuchs der Erdhaufen neben dem Grab.

Wenig später unterhielt ich mich mit Pater Jean-Philippe Lemaire. Mehrere Mönche hatten mich vorgewarnt. Ich musste mich auf die Begegnung mit einem Heiligen einstellen.

Pater Jean-Philippe Lemaire hatte lange Zeit die höchsten Ämter in Solesmes bekleidet. Alter und Krankheit hatten ihn gezwungen, von seiner Verantwortung zurückzutreten. Sein Gesicht ist blass und sein Blick umgibt das Gegenüber mit unglaublicher Milde.

Er ist abgezehrt und gebeugt, aber erwähnt nie seine Doppel-S-Skoliose, die große Schmerzen verursacht. Mit rührender Feinfühligkeit berichtet er mir von seiner Aufgabe an den Kranken: „Ich bin der Ersatzreifen für meinen leiblichen Bruder, Pater Joseph-Michel Lemaire. Er ist der Krankenbruder des Klosters.“ Fünf Mönche arbeiten regelmäßig mit ihm. Seit Pater Jean-Philippe sein Amt als Prior abgelegt hat, unterstützt er sie. Er kümmert sich besonders um einen schwerbehinderten Bruder.

Der nämliche Bruder ist nicht extrem alt. Kürzlich feierte er seinen 82. Geburtstag: „Pater Bernhard Andry war der Superior unserer Neugründung Palendriai in Litauen. Binnen sechs Jahren hat er all seine geistigen Fähigkeiten verloren. Sorgfältig organisierten wir seine Heimkehr. Pater Bernhard war 1954 ins Kloster eingetreten. Er war ein fröhlicher, herzlicher Spaßvogel und viele Jahre lang erster Kantor. Heute ist er vollkommen unselbstständig. Wir müssen ihn füttern, ihn aus dem Bett holen und abends dorthin zurückbringen. Jeden Morgen wasche ich ihn. Niemand weiß, ob er versteht, was wir ihm sagen. Die Ärzte können nicht mit Sicherheit Alzheimer diagnostizieren. Selbst Spezialisten haben größte Schwierigkeiten, diese Art von zerebraler Degeneration zu definieren. Pater Bernhard bekommt keine Behandlung. Vor dem Essen schluckt er eine Schmerztablette. Ich kann Ihnen nicht sagen, ob er leidet. Manchmal entdecke ich ein Grinsen auf seinen Wangen, welches vielleicht Schmerzen anzeigen soll. Unser Bruder ist ein überaus freundlicher Kranker. Physisch ist er noch stark. Wenn er die Hand gibt, könnte er sämtliche Finger zerquetschen. Er hat mehr Energie als ich.“ An dieser Stelle muss ich hinzufügen, dass Pater Jean-Philippe 79 Jahre zählt, also etwa im Alter seiner Patienten ist. „Meine eigene Schwäche hilft mir, die Kranken besser zu verstehen. Ich kenne das Leid und ich weiß um die Last des Alters. Pater Andry abends ins Bett zu bringen, dauert länger als 20 Minuten. Es besteht die Versuchung, die Pflege schnell hinter sich zu bringen. Wie können wir, wenn wir solch schwierige Aufgaben viele Jahre hindurch wiederholen, eine Form von herzloser Routine vermeiden? Wenn wir versuchen, Zeit zu gewinnen, verwandeln wir den Kranken in ein armseliges Objekt. Ich muss Acht geben, dass ich meine Arbeit nicht hinschludere, um mich zu anderen, dankbareren Aufgaben zu flüchten. Wenn Sie zweihundert Mal im Jahr einen Kranken ins Bett bringen müssen, ist es schwierig, es stets mit der Aufmerksamkeit der ersten Tage zu tun. Die Mönche auf der Krankenstation müssen aufpassen, dass sie einen Bruder nicht zu einer Sache umfunktionieren, den sie mechanisch und so flott wie möglich versorgen. Die Verdinglichung des Kranken stellt eine Gefahr dar. Ich muss darum beten, dass ich in mir das Verlangen zu dienen wachhalte. Pater Andry ist Christus. Wenn wir einmal vor Christus treten werden, müssen wir über unsere Liebe zu den Schwächsten Rechenschaft ablegen. Ich muss mir die Zeit für die Gebrechlichen nehmen. Unentgeltlichkeit ist von großer Bedeutung im Leben. Christus sagt, dass jener sein Leben gewinnt, der es um seinetwillen verliert. Wenn ich das Zimmer betrete, streichle ich seine Hand um unserer brüderlichen Verbundenheit willen. Und dann sage ich zu ihm: ‚Ach, Bruder Bernhard, du bist mein Bruder, mein geliebter Bruder, mein großer Bruder!'"

Die Brüder wissen nicht, ob Pater Andry sie versteht. Sie wollen glauben, dass der Kranke über eine Auffassungsgabe verfügt, die den Augen der Menschen verborgen bleibt: „Wenn wir ihn zur gemeinsamen Rekreation führen und die Mönche lachen, bricht auch er plötzlich in lautes Gelächter aus. Ist dies einfache Nachahmung oder will er an unserem Spaß teilhaben? Vor einigen Monaten beantwortete er die Frage eines Krankenbruders mit ‚Ja'. Ich vermute, dass er einiges versteht. Über sein Gebetsleben weiß ich fast nichts. Ich versuche, ihn möglichst oft in die Krankenkapelle zu bringen, und sage dann zu ihm: ‚Bruder Bernhard, ich lasse dich vor dem Tabernakel. Jesus ist da.' Dann bete ich ein ‚Gegrüßest seist du, Maria'. Das Gebet hilft mir, nicht zum Automaten zu werden. Einige Augenblicke bleibt er mit seinem Rollstuhl in der Kapelle. Wenn die Messe in der Hauskapelle gefeiert wird, komme ich immer mit Pater Bernhard. Er kommuniziert nicht mehr, denn wir haben keinen Einblick in seinen Bewusstseinszustand. Aber ich lege einen Rosenkranz in seine Hände. Er sagt kein Wort."

Die Worte von Pater Jean-Philippe spiegeln die Größe seiner Seele wider. Ich habe begriffen, dass er von allen Kranken, um die er sich sorgt, begeistert ist. Unter ihnen ist auch der 91-jährige Pater Pierre Estorges. Dieser Mönch ist seit beinahe 30 Jahren blind. Seit einigen Monaten verweigert er nun die Nahrungsaufnahme. Müssen die Pfleger diese Entscheidung respektieren, die ihn langsam aber sicher zum Tode führen wird? Das Einzige, was er noch selbstständig tut, ist, zu trinken. Pater Pierre ist fügsam und bescheiden; er beklagt sich nie. Seine Brüder wissen nicht, ob er noch unterscheiden kann, was er zu sich nimmt. Wie ein Säugling öffnet der Kranke seinen Mund und schluckt den Löffel voll Essen, den ihm die Pfleger reichen. Jeder Mönch hat ein anderes Verhältnis zum Leid. Einige sind sensibel, andere zeigen eine unglaubliche Widerstandsfähigkeit. Als Pater Jean-Philippe von Pater Pierre erzählte, überlegte er: „Die Menschen, die selbst nie Leid erfahren haben, sollen es unterlassen, mit denen darüber zu sprechen, die es verspüren. Das Leid ist ein großes Geheimnis. Es ist immer schlimm. Der Mönch bietet sich Gott für das Gebet an und schenkt sein Leben der Kirche. Er kennt den letzten Abschnitt und wartet auf ihn, selbst wenn er mit Angst verbunden ist. Der Mönch bleibt vollkommen Mensch, doch er streckt sich dem Göttlichen entgegen."

Einige Todesfälle rufen noch nach Jahrzehnten Fragen und Leid hervor. Pater Jean-Philippe erinnert sich genau an den 30. Mai 1961. An diesem Tag starb Bruder Roland du Bourblanc mit 19 Jahren. Er war im Noviziat und hatte gerade erst seinen Habit bekommen. Nachdem er bei der heiligen Messe ministriert hatte, begab sich Bruder Roland zum Frühstück ins Refektorium. Dort fiel er tot um. Kurz danach kam Pater Jean-Philippe. Er stellte fest, dass Bruder Roland sein Brot nicht gegessen hatte. Als er das Refektorium wieder verließ, um zur Sakristei zu gelangen, fragte er einen Mönch nach Bruder Roland. Dieser erklärte ihm, dass der junge Mönch gerade in den Himmel gegangen sei. Die Ärzte vermuteten einen Herzfehler. Dem alten Mönch kommen die Erinnerungen hoch: „Als ich am 7. Oktober 1958 in Solesmes eintrat, war ich verblüfft über die Freude, die das Kloster erfüllte, wenn jemand starb. Im bürgerlichen Leben war ich Trauer, Tränen und düstere Farben gewohnt. In meiner Abtei verstand ich, dass der Tod einfach und mühelos vonstattengeht. Gewiss hat Christus geweint, als er vom Tod seines Freundes Lazarus hörte. Aber in einem Haus Gottes fließen keine Tränen. Das Leben des Mönchs besteht in der Sehnsucht nach dem Himmel. Oft denke ich an Pater Paul, der ein großer Theologe war. Als der Abt sein Zimmer betrat, rief er aus: ‚Ich bin in Frieden. In ein paar Stunden werde ich Gott sehen. Wie aufregend!' Wir müssen uns über unsere Brüder freuen, die vor die Pforten des Paradieses treten. Das große und einzige Verlangen eines Mönchs ist es, in den Himmel zu kommen. Durchaus zeigen wir auch menschliche Reaktionen: Der Gedanke daran, dass wir lange warten müssen, um geliebte Menschen wiederzusehen, kann uns traurig stimmen. Doch die Freude ist weitaus größer. Unsere Beerdigungen sind fröhlich. Die Stimmung auf dem Friedhof gleicht nicht einem Abschied. Es ist nur eine kleine Etappe vor der Ewigkeit. Das Kloster ist das Vorzimmer zu einem großen Glück. Oft sterben die Mönche in kleinen Gruppen. Solesmes kennt lange Zeiten ohne Todesfälle, bis mehrere in einer Reihe sterben. Das ist der Wille Gottes. Der Vater ruft, wann Er will. Aber rein rechnerisch können wir eine Ordnung erkennen."

Mein Tag endete mit der Komplet. Jeden Abend singen die Mönche einen Hymnus, in dem sie Gott darum bitten, dass er sie vor nächtlichen Albträumen bewahre: „*Procul recedant somnia, et noctium phantasmata*" – „Fern mögen weichen die Traumgebilde und trügerischen Vorstellungen der Nacht". Bruder Pierre Buisson konnte nun auf dieses Gebet verzichten. Er würde keine schlechten Träume mehr haben. Seit einigen Stunden schlief er den Schlaf der Seligen. Auf dem Weg zur Kirche ging ich durch die Gärten. Der Wind säuselte in den blühenden Lindenbäumen. Duft von Geranien. Ordentlich geschnittener Buchs wie in Barockgärten. Die Zeit schien stehen zu bleiben. Der Lärm der Welt war zu einer fernen Erinnerung geworden.

Das Schiff der Abteikirche gleicht einem langen, schmalen und dunklen Dampfer. Es öffnet sich in den wunderbaren gotischen Chor, dessen Gestühl ein Juwel aus der letzten französischen Renaissance ist.

Neben der Eingangstür läutete ein Mönch die Glocken, um zum letzten Offizium zu rufen. Ich begab mich in eine Bank, die für die Gäste vorgesehen ist. Es herrschte eine ernste und besinnliche Atmosphäre. Eine kleine Glocke läutete und riss jeden aus seinem persönlichen Gebet. Langsam erstreckte sich die Prozession der Mönche durch die Mitte des Heiligtums.

Dann sah ich die Novizen, die auf ihren Schultern den offenen Sarg von Bruder Pierre trugen. Die jungen Mönche, die ihr Klosterleben begannen, trugen den alten Bruder, der diese Welt verlassen hatte.

Der Tischlerbruder des Klosters hatte den Sarg aus weißem Holz in aller Schlichtheit hergestellt. Die Novizen stellten ihn zwischen dem Chorgestühl auf den Boden. Zu seinen Füßen positionierte man einen Leuchter und einen frisch im Garten gepflückten bunten Rosenstrauß. Der Leichnam des Bruders war dem Altar zugewandt. Über seinen Kopf hatte man die Kapuze gezogen; in der Hand hielt er den Rosenkranz; auf seiner Brust lag ein großes Holzkreuz.

Totenstille durchflutete die ganze Kirche. Die Mönche stimmten das Stundengebet an, welches der Verstorbene sein ganzes Leben lang tausende Male gebetet hatte. Ich beobachtete den Abt. Er war gesammelt und würdevoll. Der leuchtende Ernst seines zerfurchten Gesichts ließ mich an die Porträtmaler aus der Zeit Ludwigs XIV. denken, insbesondere an Philippe de Champaigne.

Ich erinnerte mich an seine respektvolle und feinfühlige Art, wie er über einen geliebten Mönch sprach: „Ich bitte meine Brüder, immer zu sterben, wenn ich in der Abtei bin. In meiner Funktion als Superior der Kongregation von Solesmes muss ich viel unterwegs sein. Bruder Pierre Buisson wollte keine 100 Jahre alt werden. Ich wusste also, dass seine Tage gezählt waren. Seit einigen Wochen wurde er immer schwächer. Als ich Ende Mai nach Spanien abreiste, bat ich ihn, mit seinem Tod auf meine Rückkehr zu warten. Er hat mir gehorcht. Als ich in die Abtei zurückkehrte, eilte ich sogleich in sein Zimmer hinauf. Es war der Vorabend seines Heimgangs. Er verlosch wie eine kleine Flamme. Er sagte, dass seine Koffer gepackt seien. Bis zu seinem Ende verbrachte Bruder Pierre mehrere Stunden im Gebet. Täglich besuchte er den Friedhof, um den Toten die letzte Ehre zu erweisen. Nie sprach er schlecht über eine Person. Unser Bruder verschied vor dem Gebet der Sext, als der Krankenbruder kurz das Zimmer verlassen hatte, um eine Infusion vorzubereiten. Ich erteilte ihm die Lossprechung." Der Abt war glücklich und sehr gelassen. Er hatte ihn noch ein letztes Mal sehen können. Es war für ihn unvorstellbar, in solchen wichtigen Augenblicken nicht in Solesmes zu sein.

Beim Hinausgehen betrachteten einige Mönche den Leichnam. Andere senkten lieber die Augen. Bruder Pierre Buisson würde die Nacht in seinem Sarg in der Kirche verbringen. Die Ordensbrüder würden der Reihe nach bei ihm Wache halten und hingebungsvoll bei ihm beten. Zu seiner Zeit hatte er selbst nie die Wache bei seinen toten Brüdern vernachlässigt.

Gesicht und Hände des alten Mönchs glichen einer Wachspuppe. Mit einem zarten, glücklichen Lächeln um die Lippen ähnelte er einem unverdorbenen, vertrauensvoll betenden Kind.

Draußen ging die Sonne unter. Die Vögel würden nicht länger in den Bäumen singen; das Gewitter zog wieder herauf und eine sanfte Brise säuselte durch die Alleen. Am Ufer der Sarthe hörte man in der Ferne den Donner grollen. Auf dem Friedhof betete ein junger Mönch allein, während der Regen auf das Blech niederprasselte, das die Grube für die sterblichen Überreste von Bruder Pierre bedeckte.

Auf dem Weg in meine Zelle sah ich auf einer kleinen Bank die Liliensträuße, die ein Gärtnerbruder liebevoll für die Beerdigung am folgenden Tag zusammengesteckt hatte.

Der 3. Juni hatte mit der Matutin begonnen, gefolgt von der Laudes. Diese zwei langen Gebete waren die letzten Offizien mit Bruder Pierre gewesen. Nachdem die Gemeinschaft den Chor verlassen hatte, machte sich nun die Stille wieder breit. Ein alter Benediktiner kam, um des Toten zu gedenken. Langsam näherte er sich, sprach ein Gebet und verschwand wieder. Alle Lichter verlöschten bis auf die Totenkerze.

Bruder Pierre war zurückgetreten. Nun gehörte er dem himmlischen Solesmes an. Der Leuchter, der vor seinem Leichnam brannte, glich all den Leuchtern, die er seit 1947 getragen hatte – damals war er 18 Jahre alt, sein Leben lag noch vor ihm. Nun übergab er seine Flamme der Gemeinschaft. Ich hatte das Gefühl, er wünschte, dass diese sie mit Mut und Ausdauer trage.

In kleinen Gruppen kamen die Mönche und beteten ihr Brevier. Draußen kümmerte sich Bruder Rémy liebevoll um die Geranien. Ein angenehmer Duft von nasser Erde ging vom Boden aus.

Um Viertel nach elf läutete die Totenglocke erneut. Langsam füllte sich die Kirche. Ein Novize stellte im Chorgestühl Kerzen auf. Ein anderer löschte die Totenkerze vor dem Sarg. Die Zelebranten kamen in einer Prozession aus der Kirche heraus und stiegen die Stufen zum Chor hinauf. Vor dem Toten angekommen, stimmten die Sänger das Requiem an: *„Requiem aeternam dona eis, Domine, et lux perpetua luceat eis."* – „O Herr, gib ihnen die ewige Ruhe und das ewige Licht leuchte ihnen."

Der Abt hatte sich auf dem schmiedeeisernen Bischofsstuhl niedergelassen. Er trug eine wundervolle Kasel im Jugendstil, die ein kunstfertiger Mönch von Solesmes, Dom Henri de Laborde, entworfen hatte. Zwei Novizen saßen zu Füßen des Abtes auf dem Boden. Der eine trug den Bischofsstab, der andere die Mitra.

Die Messe war schlicht, die große Orgel blieb stumm. Dom Dupont hielt weder eine Predigt noch eine Lobrede auf den Verstorbenen. Die Mönche hatten einen zurückhaltenden, aber erbaulichen Nachruf verfasst, der auf den Kirchenbänken auslag: „Pierre Robert Buisson wurde am 24. Januar 1919 in Paris als Sohn von Victor Buisson und Marthe Sureau geboren, am 23. März desselben Jahres in der Pfarrei Sankt Lambert getauft und am 13. Juni 1929 in der Kapelle Unserer Lieben Frau von La Salette gefirmt. Am 12. September 1947 wurde er in Solesmes eingekleidet und legte seine ersten Gelübde am 11. Februar 1950, am Festtag Unserer Lieben Frau von Lourdes, ab. Drei Jahre später vollzog er am gleichen Tag feierlich seine Ewige Profess. Solange seine Kräfte es ihm erlaubten, arbeitete er in der Schneiderei des Klosters, in der die Ordensgewänder hergestellt und ausgebessert werden. Er war sehr hilfsbereit und ausgeglichen, ein Mann des Gebets mit einer besonderen Liebe zum Stundengebet. Er wurde von allen geschätzt und geliebt."

Das Offertorium war schön, getragen und feierlich: „*Domine Jesu Christe, Rex Gloriae, libera animas omnium fidelium defunctorum ...*" – „Herr Jesus Christus, König der Herrlichkeit, bewahre die Seelen aller verstorbenen Gläubigen vor den Qualen der Hölle und vor den Tiefen der Unterwelt. Bewahre sie vor dem Rachen des Löwen, dass die Hölle sie nicht verschlinge, dass sie nicht hinabstürzen in die Finsternis. Vielmehr geleite sie Sankt Michael, der Bannerträger, in das heilige Licht, das du einstens dem Abraham verheißen und seinen Nachkommen. Opfergaben und Gebet bringen wir zum Lobe dir dar, o Herr; nimm sie an für jene Seelen, derer wir heute gedenken. Herr, lass sie vom Tode hinübergehen zum Leben, das du einstens dem Abraham verheißen und seinen Nachkommen."

Die Messe verlief wie alle, denen der Verstorbene zu Lebzeiten beigewohnt hatte. Nach der Kommunion beeindruckte mich der von Zärtlichkeit und Freundschaft erfüllte Blick eines am Sarg vorbeigehenden, alten Bruders.

Bruder Buisson war ein wortkarger Mensch. In den letzten Wochen überkam ihn täglich die Übelkeit. Er konnte beinahe nicht mehr essen. Sein Leben wurde schwer, aber er bot dem ohne Klagen die Stirn. Er blieb einfach und gutmütig. Die Mönche konnten nicht sagen, wie viele Rosenkranz-Gesätze er am Tag betete. Gegen Ende hatte er immer Durst. Wenn die Krankenbrüder ihm halfen, ein Glas Wasser zu trinken, bedankte er sich überschwänglich. Aber er wartete auf den Tod. Bruder Pierre sagte: „Das geht nicht, das geht nicht, ich muss abreisen." Der Ordensmann starb ganz plötzlich. Er hatte gebetet, dass Gott ihn zu sich rufe. Und er wurde erhört.

Die Messe endete, die Liturgie zeigte noch einmal ihre ganze Pracht. Die Bestattungsriten der Kirche spiegeln die ersten Gesten einer Hebamme wider, die einen Säugling in die Arme nimmt, der gerade den Leib seiner Mutter verlassen hat. Die Mönche bemühen sich, den Toten mit derselben Sorgfalt zu begegnen, mit der jene Frau sie im Leben willkommen hieß.

Wenn in Solesmes eine Beerdigung stattfindet, begeben sich alle Mönche in Prozession auf den Friedhof. In ihrer Hand halten sie eine große brennende Kerze und singen die Antiphon: „*In paradisum deducant te angeli; in tuo adventu suscipiant te martyres, et perducant te in civitatem sanctam Ierusalem.*" – „Zum Paradies mögen Engel dich geleiten, die heiligen Märtyrer dich begrüßen und dich führen in die heilige Stadt Jerusalem."

Ein letztes Mal trugen die Novizen und der Krankenpater den Sarg. Bedächtig durchschritten sie das Kirchenschiff. Von der für die Gäste reservierten Bank aus konnte ich das Gesicht des Toten betrachten, das sich langsam meinen Blicken entzog. Mir schien, als blicke er ein letztes Mal auf das Gewölbe, das alle seine Gebete vernommen hatte. Der Augenblick, als der Sarg durch das Portal getragen wurde, war sehr emotional. Die Mönche kehrten in die Kirche zurück. Für Bruder Pierre war das Leben in diesem Tal der Tränen beendet.

Die Prozession verließ die Abteikirche; ein Wind kam auf. Die Mönche begaben sich auf den Friedhof, wo sie sich in zwei langen Reihen aufstellten. Der Abt erreichte den Fuß des Sarges und beräucherte ihn lange mit Weihrauch. Dann brachte der Krankenpater ein Brett, um den großen Schrein zu schließen. Zügig ließen die Novizen den Sarg hinab. Der Abt stand der Grube am nächsten und segnete als Erster das Grab, die Mönche taten es ihm nach.

In der weiten Allee, die an der Kirche entlangführt, begrüßte Dom Philippe Dupont herzlich die Familie. Bruder Buisson war alt gewesen. Er hatte wenige Verwandte. Aber seine anwesenden Neffen und Nichten waren tief bewegt. Nach und nach begaben sich die Mönche in die Sakristei. Das Begräbnis war vorüber. Bruder Pierre war im Himmel.

Beim nächsten Frühstück wurden wieder die Nachrufe vorgelesen. Heute hörten wir von Dom Antony Bonnet, der 1990 gestorben war. Ohne Umschweife schilderte ein Mönch seine heldenhafte Gefangenschaft während des Zweiten Weltkriegs, sein musikalisches Talent und seinen plötzlichen Tod. Schweigend hörten die Mönche zu. Sie sangen das *Benedicite* und verließen am gewaltigen Doppel-Kamin vorbei das Refektorium.

Am frühen Nachmittag schütteten zwei Mönche das Loch wieder zu. Der kleine Sturm, der wehte, machte ihnen die Arbeit nicht leicht. Mit dem Arbeitsgewand bekleidet und mit den berüchtigten Schaufeln in der Hand, verrichteten sie ihre Aufgabe ordentlich und sorgfältig. Nach vollbrachter Tat legten sie auf das Grab ein Gesteck aus grünen Zweigen und roten und gelben Blumen. Ich musste an die Verse von Victor Hugo denken:

> Und bin ich dort, breit ich auf deines Grabes Stein
> den Strauß aus Palmengrün und Heidekraut.[12]

Für die Mönche von Solesmes ist der Tod eines Mönchs im vorgerückten Alter keine Prüfung. Dom Philippe Dupont versicherte mir mit einer ganz natürlichen Gewissheit: „In Solesmes kann man den Tod ertragen. Mit dem Alter werden die Mönche heilig. Ich denke an unseren guten Pater Joseph Gajard. Er hatte Angst vor dem Sterben. Gott half ihm, seine Furcht zu überwinden. Er ist ganz einfach gestorben: Er ruhte sich in seinem Zimmer aus, nachdem er seit zwei Tagen erschöpft war. Pater Joseph ist ausgegangen wie eine Kerze. Ein kleiner Windhauch kam und nahm seine Seele mit. Mir ist bewusst geworden, dass die Mönche von Solesmes schnell und plötzlich von dannen scheiden. Ich bin sicher, dass Bruder Pierre Buisson im Himmel ist und dass er dort glücklich ist." In der Kirche breiteten die Brüder einen großen Teppich für das Pfingstfest aus. Das Leben ging weiter in Solesmes.

Jeden Abend steigt Dom Philippe Dupont nach der Komplet in die Krypta hinab, die unter dem Chor der Abteikirche liegt. In diesen heiligen Tiefen ruhen die ehemaligen Äbte von Solesmes. Seit der benediktinischen Wiederbegründung im Jahr 1833 folgten sechs Äbte aufeinander: Dom Prosper Guéranger, der berühmte Restaurator, der das geistliche Leben im Frankreich des 19. Jahrhunderts prägte; Dom Charles Couturier, sein eifriger Nachfolger; Dom Paul Delatte, ein brillanter Kopf und großer Theologe; der unerschütterliche und mutige Dom Germain Cozien; Dom Jean Prou, der sich das *aggiornamento* des Zweiten Vatikanischen Konzils besonders zu eigen gemacht hatte; und seit 1992 Dom Philippe Dupont. Dieser kniet sich genau an der Stelle auf den Boden, wo man ihn einmal bestatten wird: „Ich werde unseren Gründer bitten, mir in meiner Aufgabe zu helfen und über das Wohl meiner Seele zu wachen."

Dom Philippe erinnert sich noch genau an den wunderschönen Heimgang seines Vorgängers: „Im November 1999 erlebten wir mit der Gemeinschaft den Tod unseres emeritierten Abtes Jean Prou. Sein Todeskampf dauerte länger, als wir es in unserer Abtei gewohnt sind. Im Beisein aller Brüder empfing er in seiner Zelle die Krankensalbung. Einen Tag vor seinem Hinscheiden sprachen wir die Sterbegebete. Er ergriff das Wort und bat die Brüder um Vergebung für alle seine Vergehen. Am Tag nach seinem Tod betete ich im Garten den Rosenkranz und da wurde mir bewusst, dass ich keine Zeit gehabt hatte, um zu weinen; unwillkürlich kamen mir die Tränen. Doch in einem Kloster beweinen wir die Toten nicht. Man darf dies nicht als Gefühllosigkeit missdeuten. Wir wissen, wohin unsere Brüder gehen. Die Beerdigungen sind immer fröhlich. Unser Leben soll ein Noviziat für die Ewigkeit sein. Das ganze liturgische Leben eines Mönchs bereitet ihn auf seine letzten Stunden vor. Wenn die Mönche scheiden, bitte ich sie, uns im Himmel nicht zu vergessen. Manchmal denke ich mir, dass unsere Brüder bei Gott so glücklich sind und uns deshalb ein bisschen vernachlässigen. Wir sind mit unseren Toten eng verbunden. Täglich denken wir an sie."

Im Frieden von Solesmes sind schwierige Todesfälle ebenso einschneidend wie selten: „Der grauenhafteste Tod war der von Pater Guy Jury am 12. November 2000. Er war Novizenmeister und brach vor der ganzen Gemeinschaft im Refektorium zusammen. Wir standen, ich hatte soeben das *Benedicite* begonnen. Unser Bruder stieß einen entsetzlichen, schrillen Schrei aus und stürzte mit seinem ganzen Gewicht auf den Boden. Ich eilte hin, um ihm die Lossprechung zu geben. Gott wartete schon; Pater Guy fiel in völlige Bewusstlosigkeit und gab wenige Augenblicke später seinen Geist auf. Es war ein harter seelischer Schlag. Gewohnheitsmäßig nahmen wir unsere Mahlzeit ein, doch innerlich waren wir zutiefst erschüttert."

Dom Philippe erzählte mir auch von Bruder Jean-Marie Lemonnier, der 1999 an Bauchspeicheldrüsenkrebs gestorben war. Dieser spätberufene Bauernsohn aus der Bretagne war unglaublich abgehärtet gegen das Leid. Er beklagte sich nie. Durch seine Geduld, die ihm nicht einmal der heftiger werdende Krebs nehmen konnte, war er ein Vorbild für die ganze Gemeinschaft. Erst ganz am Ende seines Lebens sprach er über sein Leiden. Fünf Minuten, bevor er von der Erde schied, sagte er dem Krankenpater: „Jetzt ist das Ende da. Ja, das ist das Ende. Ich weiß nicht, was auf mich zukommt." Ganz sachte hauchte er seinen Geist aus. Dom Dupont hatte ihn gebeten, seine Rückkehr abzuwarten, ehe er die Welt verlasse. Bruder Jean-Marie blieb bis zum letzten Augenblick seines Lebens treu. Dieser kindliche Gehorsam im Angesicht des Todes hat die Mönche tief bewegt.

Zweifellos hatte Henri Rousselot den „schönsten Tod" – um mit den Worten des Abts zu sprechen. Er ging 2013 im Alter von 96 Jahren zu Gott. Sein totes Antlitz war wunderschön und leuchtete übernatürlich. Die Mönche hatten den Eindruck, seine Züge seien von Gott gezeichnet. Alle Menschen, die sein Zimmer betraten, waren von dieser Schönheit ergriffen. Jeder entdeckte hier das Kind wieder, das Pater Henri stets gewesen war: „Bei einigen meiner Brüder", erklärte mir Dom Dupont, „wusste ich im Augenblick des Todes, dass sie direkt in den Himmel gingen. Bruder Pierre war ein Heiliger. Pater Rousselot und viele weitere Mönche starben im Ruf der Heiligkeit. Früher hatten die Laienbrüder harte und bittere Leben. Aber sie behielten sich eine unglaubliche Demut, Beharrlichkeit und Fügsamkeit. Manchmal kam es vor, dass wir im Zimmer der Sterbenden beteten und nicht bemerkten, wie sie von uns schieden. Plötzlich waren die Brüder tot, ohne dass die Mönche etwas mitbekommen hatten. Ich trat ans Bett, um ihre Augen zu schließen. Die Mönche entschlafen oft auf die Art und Weise, wie sie gelebt haben. Für die meisten von ihnen ist die Todesstunde schlicht, einfach und unkompliziert. Manche Brüder mussten leiden. Für sie hatte Gott eine letzte Reinigung vorgesehen. Den Mönchen, die furchtbare Krankheiten durchgemacht haben, wird trotzdem ein schöner Hinübergang zuteil. Im letzten Moment wird ihr Leben noch einmal angenehm."

Dom Philippe ist überzeugt, dass Gott in den letzten Stunden unseres Lebens sein Kommen ankündigt: „Er möchte uns die Möglichkeit geben, ‚Ja' oder ‚Nein' zu sagen. Wir spüren sein Eintreffen. Wir sehen ein helles Licht, denn Gott wartet auf unsere Antwort. Er fragt uns, ob wir bei Ihm sein wollen."

Der Abt musste gehen. Wichtige Verpflichtungen riefen ihn. Auch mein Nachmittag war gut durchgeplant. Ich sollte Pater Joseph-Michel Lemaire, den leiblichen Bruder von Pater Jean-Philippe, treffen. Seit 1997 war er der leitende Krankenbruder und schelmisch vertraute er mir an, dass er anfangs „vollkommen ungeeignet" für diese Aufgabe schien. „Mir wurde schlecht, wenn ich einen Blutstropfen sah. Wenn Gott ein Auto schenkt, gibt er auch das Benzin dazu … Ich habe auf meinem Gebiet alles gelernt."

Unter den Mönchen, die Pater Joseph-Michel in ihren letzten Stunden begleitete, befindet sich auch Pater Antoine des Maris, der 1975 an Magenkrebs gestorben war. „Pater Antoine hat viel gelitten. In unserer Erinnerung bleibt er ein gebildeter, lustiger, zerstreuter und launischer Mönch. Gegen Ende seines Lebens hat er ein bisschen den Verstand verloren. An seinem Zellenfenster durchlebte er noch einmal den Zweiten Weltkrieg und verfolgte die gegnerischen Soldaten. Am letzten Tag kam die ganze Gemeinschaft, um ihn in die Arme zu nehmen und Lebewohl zu sagen. Die Mönche konnten kurz mit ihm sprechen, ihn um Vergebung bitten, eine Erinnerung wachrufen. Der endgültige Abschied von einem Mitbruder ist immer sehr bewegend."

Viele Brüder sind in Pater Joseph-Michels Armen gestorben. In diesen Augenblicken geschieht der letzte Kontakt über die Hand. Mehr als sonst kann sie hier Sicherheit vermitteln. Pater Guy Mesnard vollendete 2014 sein Leben. Er war Mitbegründer des Klosters Keur Moussa im Senegal gewesen. Dieser magere Mönch war ein Asket und ein Mystiker. Am Ende seines Lebens verweigerte er die Nahrungsaufnahme. Pater Guy beruhigte sich, als die Krankenbrüder seine Hand hielten. Er hatte eine überraschende innere Kraft, doch der nahende Tod beängstigte ihn.

Für Pater Joseph-Michel geschieht die Krankenpflege der Mönche „im Licht des Glaubens. Materiell gesehen sind unsere Arbeit und die Zeit, die wir schenken, ohne Maß. Wir pflegen Christus selbst. Auf diesen Dienst war ich nicht vorbereitet. In meinem Beruf widmete ich mich der Erziehung und Arbeit mit Kindern. Die Extreme stießen aufeinander."

Im schönen Gästegarten, in dem wir saßen, zählte Pater Joseph-Michel schonungslos seine eigenen Grenzen auf. Einen Tag im Monat zieht sich der Krankenbruder in eine einsame Kapelle zurück, um zu beten, und macht ausgiebige Spaziergänge im Wald. Sehr gerne geht er zum Heiligtum von Montligeon. Die Schwestern dort beten für ihn. Er hat das Gefühl, in seiner Arbeit genau das Gegenteil zu tun, was sein leiblicher Bruder verrichtet. Pater Joseph-Michel ist 70 Jahre alt, Pater Jean-Philippe 79: „Ich bin stets bemüht, das Krankheitsbild so positiv wie möglich darzustellen. Pater Jean-Marie hat dies nicht nötig; er beruhigt die Kranken mit seiner bloßen Gegenwart. Seine Ausgeglichenheit und Milde sind beeindruckend."

Die Krankenbrüder von Solesmes können sich glücklich schätzen, folgsame und fröhliche Kranke zu betreuen. Meckerer gibt es nur wenige … Pater Claude Gay, der 2003 verstarb, stellte eine der wenigen Ausnahmen dar: „Dieser Bruder war ein unzufriedener Heiliger! Er war ein talentierter Organist, ein echter Künstler, äußerst feinfühlig, aber depressiv. Man musste ihn auf ganz bestimmte Art und Weise ins Bett bringen und zudecken. Auch zum Verabreichen der Medikamente hatte er seine eigenen Regeln penibel aufgestellt. Die Tage waren seinen Ängsten entsprechend ritualisiert. Und dennoch bin ich sicher, dass Gott ihn ins Paradies aufgenommen hat. In einem Kloster bereiten sich die Mönche ihr Leben lang darauf vor, vor Gottes Angesicht zu treten. Der Tod ist ein heftiger Bruch. Leib und Seele sind als Einheit geschaffen. Wenn wir für uns selbst leben, sind wir zwangsläufig unglücklich. Leben wir für Christus, sind wir mit einem Fuß schon in der Ewigkeit. Auch manche Heilige hatten in ihrer letzten Minute Angstattacken. Der Kampf hört erst mit dem letzten Schlag unseres Herzens auf."

Die Glocken läuteten. Der Krankenpater verabschiedete sich zur Vesper.

Am Vorabend dieses Pfingstfestes verließ ich Solesmes. In mir trug ich die Erinnerung an Bruder Pierre Buisson. Als ich ein letztes Mal am Friedhof vorbeiging, sah ich Bruder Rémy im blauen Arbeitskittel, der gerade einem Gast zeigte, wie man Rosen richtig schneidet. Die raue Stimme des Bauern aus der Mayenne zeigte keine Spur von seinem Alter.

Man kann die Gemäuer der Abtei von Solesmes nicht ohne Schwermut verlassen. Das Leben bei den Mönchen ist einfach. Doch in namhaften Schriften kann man die Freuden wiederfinden, die dem Ufer der Sarthe entspringen. Ob Léon Bloy, Joris-Karl Huysmans, Simone Weil, Paul Claudel, Jacques Copeau, François Mauriac, Antoine de Saint-Exupéry, Pierre Reverdy, Paul Valéry oder Julien Green – sie alle liebten Solesmes. In seiner *Petite suite bénédictine* verfasste der Journalist, Dichter und große Freund des Klosters, Alphonse Mortier, feinsinnige Verse, die meine eigene Erfahrung widerspiegeln:

Ich habe die Mönche auf dem Friedhof gesehen
Der einen Liebe folgend, ihrem leidenschaftlichen Traum.
Dicht gedrängt auf dem Acker, Tag und Nacht, auf engstem Raum,
Wie ein Psalm, dessen Antworten sich endlos ergehen,
Bei grellem Tag und im Strahlen der Nacht.
Der ewigen Liturgie fromme Künder ihr seid,
O Mönche, bis in den Tod, zu jeder Zeit,
Der menschlichen Erinn'rung zu fliehen stets bedacht.
Schlafend in eurer Kutte mit langen Falten
Der Regel treu, jedem Buchstaben, immerzu,
Mystische Diener des Ewigen Wortes, in Seiner Ruh'
Habt ihr noch immer eures Amtes zu walten …

Auf dem einsamen Hügel bin ich zum Nachdenken gekommen.
Der Juni brennt, wie Feuer, und die Bäume groß
Spenden ihren Schatten süß Abtei und Marmor; bloß
Ganz allein war ich, der üblen Welt genommen.
Der Friede, den ihr kanntet in der Erdenzeit
Und der euch nun in euren Gräbern tief umhüllt,
Um ihn beneid' ich euch. Nun seid ihr schöner, denn erfüllt
Von Lieb' war euer Leben in der Einsamkeit.
Und unterm blanken Gras, welch' Hoffnung eingeschlossen!
Die Zeit verging und klarer als ein lieblich Morgenrot
ein strahlend Licht sich nunmehr mir erbot …
Und bis zum Abend bleib' ich bei euch, unverdrossen,
Bis ich vernehmen werd' der Klosterglocke Töne
Zum Chore rufend die Brüder, die noch leben …

Oft wird sich die Erinnerung dies' Morgens, frisch und klar, erheben
O Mönche, ihr, des heiligen Benedikts Söhne …

IV.

DAS LÄCHELN VON BRUDER THÉOPHANE

Abtei Sept-Fons

Vor dem Chorgitter in der Abteikirche der Trappisten von Sept-Fons stehen neben Gebetbüchern kleine Karten mit der Aufschrift *In memoriam*. Auf der Rückseite ist das Foto eines jungen Bruders im weißen Habit abgebildet. Er hat ein pausbäckiges Gesicht und schöne schwarze Augen, die ernst und traurig zu einem geheimnisvollen Horizont in der Ferne blicken. Als Begleittext haben die Mönche schlichte Worte ausgewählt: „Bruder Marie-Théophane, Mönch der Abtei Unserer Lieben Frau von Sept-Fons, geboren am 7. Dezember 1961, erste Profess am 24. Juni 1986, Ewige Profess am 24. Juni 1989, heimgegangen im Frieden Christi am 7. Dezember 1989, seinem 28. Geburtstag, zur Vigil des Festes der Unbefleckten Empfängnis. Er war reich mit menschlichen und geistigen Fähigkeiten gesegnet, hat seine Berufung mit aufrichtigem Herzen gelebt und wurde nun nach langer Krankheit heimgerufen."

Der kurze Nachruf endet mit einem bewegenden Gebet von Pater Jérôme, einem anderen Mönch aus Sept-Fons: „O meine Mutter, mein Leben lang hast du mich an der Hand gehalten. Könnten deine Finger meine Hand in dieser Stunde loslassen? Niemals! Würde deine hoheitliche Hand mich verlassen, dann sicher nur, um mich mit einem Zipfel deines Gewandes zu bedecken. Ja, o Mutter meiner langen Pilgerschaft und Mutter meiner letzten Stunde, umhülle mich in diesem kurzen Augenblick mit dem Saum deines Gewandes. Und nachdem ich die Pforte durchschritten habe, werde ich schnell wieder herausschlüpfen, damit du mein Lachen hörst. Das Lachen eines Kindes, das lacht und lacht, weil es mit der Hilfe seiner Mutter alles überstanden hat."

Verloren in den Tälern der Sologne, dem Land der Heide und wilden Seen, liegt nicht weit von der Stadt Moulins jene Abtei, welche den Zisterziensern von der strengeren Observanz angehört. Sie hat nichts aus dem kurzen Dasein des jungen Mannes vergessen, der keine Zeit zum Leben gehabt hatte. Sept-Fons ist eine der wichtigsten Abteien Frankreichs. 85 Mönche, darunter viele junge, bewohnen die schönen Gebäude aus dem 18. Jahrhundert. Lange, weiße Fassaden umgeben eine Reihe von weiten Innenhöfen. Weiter hinten erstrecken sich die Felder bis zu den Ufern der Loire.

In unserem Gespräch erinnert sich Abt Dom Patrick Olive mühelos an das schmerzhafte Auf und Ab des Gehirntumors. Während 1989 an jenen Tagen im Dezember kurz nach dem Mauerfall die Geschichte in großen Schritten weiterging, verließ der unbekannte Bruder Théophane diese Welt, als er einer letzten Atemkrise erlag.

Bei seinem Tod hatte die Gemeinschaft den Eindruck, von einer hohen Felswand hinunterzustürzen. Wie sollten sie hinnehmen, dass das Gliobastom, wie die Ärzte den Krebs nannten, schließlich das letzte Wort hatte? Die Kraft des Glaubens hielt sie nicht von der Ablehnung des Todes zurück. Die Überzeugung der Mönche war kühn und bewundernswert. Dom

Patrick wollte nicht zweifeln; Gott würde sein Gebet beantworten. Und doch musste er sich der Realität stellen. Bruder Théophane wurde nicht gesund, sein Zustand verschlimmerte sich unwiederbringlich und der Tod kam näher. Zurückhaltend sagt Dom Patrick: „Ich habe verstanden, dass Gottes Pläne nicht unsere Pläne sind. Er lenkt die Welt nicht, wie die Menschen es sich vorstellen."

Der junge Lothringer war im Dezember 1983 ins Kloster eingetreten. Sechs Jahre lang blieb er Mönch von Sept-Fons. Zum ersten Mal hatte er diesen Ort kennengelernt, als er seinen Bruder, den späteren Bruder Sébastien, hier besuchte.

Der Juni 1986 war heiß und drückend. Gegen Ende des Monats hatte er plötzlich zwei sonderbare Beschwerden. Der Abt bat Bruder Samuel, Bruder Théophane für eine Kontroll-CT ins Krankenhaus von Clermont-Ferrand zu begleiten. Das Ergebnis war entsetzlich: Bruder Théophane hatte einen aggressiven Krebs, der wie ein heimtückisches Gift bald seine einfachsten Fähigkeiten lahmlegen würde. Heute wie damals zu Bruder Théophanes Zeiten ist die Wissenschaft nicht in der Lage, dieses Übel unter Kontrolle zu bringen.

Der Arzt dachte, dass der Bruder keine 18 Monate mehr zu leben habe. Dom Patrick befand sich gerade im Kreuzgang, als er die Nachricht hörte. Im Schock verlor er das Gleichgewicht und fiel zu Boden.

Bei seiner Rückkehr fragte Bruder Théophane den Abt, ob er ihn im Kloster behalten würde. Dom Patrick zögerte keine Sekunde. Die Liebe und das Vertrauen waren die zwei zuverlässigsten Krücken. Sie halfen ihm, den zum Tod führenden Weg zu gehen.

Solange die Krankheit Bruder Théophanes Persönlichkeit noch nicht angegriffen hatte, zeigte er einen unerschütterlichen Willen. Doch bald musste er sich an den Alltag der

Schwerkranken gewöhnen, denn der Tumor breitete rasch sein Reich aus. Ganze Tage verbrachte er im Bett und wurde sogar im Liegen gewaschen. Sein Tagesablauf war bestimmt durch heftige Kopfschmerzen und die Tyrannei der Medikamente, die von Tag zu Tag zahlreicher wurden.

Vom Ausbrechen des Krebses an entstellte ihn eine Gesichtslähmung. Im Oktober 1986 begann er dann eine langwierige und anstrengende Radiotherapie im Krankenhaus von Moulins. Täglich fuhr ein Mönch durch die Landschaften von Allier, um ihn in das kleine Radiologiezentrum zu bringen. Als Bruder Théophane nach einigen Wochen von der Behandlung nach Hause kam, fuhr er mit der Hand durch seine Haare. Er hatte ein volles Büschel in der Hand. Der junge Kranke war schockiert, aber er bemühte sich, es nicht zu zeigen.

Die Strahlen zeigten eine Wirkung, die jede Hoffnung überstieg. Zwischen Januar 1987 und April 1989 schien die Krankheit von Bruder Théophane auf dem Rückzug. Er konnte seinen Weg wieder aufnehmen. Dom Patrick glaubte an Heilung.

Pater Jérôme, der einige Zeit vor Bruder Théophane das Zeitliche segnete, hatte wenige Tage vor seinem Tod zum Novizenmeister Pater Nicolas gesagt: „Bruder Théophane ist ein robuster Kerl. Halte ihn straff; du wirst aus ihm einen großen Mönch machen!“ Der junge Trappist war in der Tat ein unschuldiger Bursche.

In seinen letzten Lebensmonaten hörten die Mönche oft, wie Bruder Théophane ein Gedicht von Verlaine (*Mein vertrauter Traum*) aufsagte, das er komplett auswendig kannte:

Oft seh in einem seltsam klaren Traume ich
Sie, die mich liebt, die ich lieb und doch nicht erreiche,
Die nie ganz anders ist und auch nie ganz die gleiche
Und die mich liebt und die Verstehen hat für mich.

Denn sie versteht mich, und mein Herz, das durchsichtig
Für sie allein ist, ach! enthüllt die schlimmen Zeichen
Für sie allein, und wenn sie weint, bringt sie zum Weichen
– Nur sie allein – den Schweiß der Stirne, die erblich.

Ist braun ihr Haar, ist's blond, ist's rot? – Ich kann's nicht sagen.
Ihr Name? Ich entsinn mich, er ward einst getragen
– Süß, klangvoll – von Geliebten, die die Welt verstieß.

Ihr Blick ist ganz der Blick, wie Statuen ihn zeigen,
Und ihre Stimme, fern, ernst, ruhevoll, hat dies
Geläut von teuren Stimmen, die seit Langem schweigen.[13]

Wenn er diese Verse aufsagte, hatte er das Gefühl, dass sein Gedächtnis noch funktionstüchtig war. Das beruhigte ihn.

Ende Dezember 1988 wurde Bruder Théophane plötzlich nervös. Doch die medizinischen Untersuchungen fielen gut aus und niemand machte sich weiter Sorgen.

Nach dem Osterfest 1989 bemerkte der Novizenmeister, dass Bruder Théophane seine Gedanken nur noch schwer zu Papier bringen konnte. Er vermochte nicht mehr gerade zu schreiben. Immer stärker wurden seine unsagbaren Ängste. Dom Patrick bat die Ärzte, ihn erneut zu untersuchen. Dieses Mal kannte das Urteil des Röntgenapparats kein Erbarmen. Bruder Théophane war verloren, der Tumor hatte sich rasend schnell ausgebreitet. Alle Hoffnung entpuppte sich als Trugbild. Er war zum Tode verurteilt.

Die Mönche gaben nicht auf. Acht Monate lang hatten sie alles darangesetzt, ihn zu retten, wie ein geschäftiges, gut organisiertes, flinkes und sorgfältiges Bienenvolk, das angestrengt in einem verschlossenen Nest arbeitet.

Bruder Théophane wollte am liebsten die ganze Zeit im *dormitorium* (Schlafsaal) bleiben. Den Umzug in die Krankenabteilung zögerte er mit aller Kraft hinaus, aus Furcht, sein eigenartiger Lebensrhythmus könnte anderen Mönchen Schwierigkeiten bereiten. Daran nahmen einige Anstoß, unbesorgt, dabei ihren eigenen erbärmlichen Egoismus zu zeigen.

Am 24. Juni 1989 legte Bruder Théophane feierlich seine Ewigen Gelübde ab. Weniger als sechs Monate vor seinem Heimgang sang er vor versammelter Gemeinschaft allein den traditionellen Vers: „Stütze mich nach deinem Spruch, dass ich lebe! Lass mich nicht zuschanden werden in meiner Hoffnung!“ (Ps 119,116).

Der Kampf gegen den Krebs und der nahende Tod konnten den Drang des Mönchs nach Freiheit nicht erschüttern – im Gegenteil! Barfuß spazierte er über die Felder, legte sich ins grüne Gras und träumte von großen Weltreisen.

In dem Buch *Qui cherchait Théophane* (Wen suchte Théophane), das Bruder Théophane gewidmet ist, beschreibt Pater Samuel in einem Absatz die Sehnsüchte eines jungen Mannes, der ein Kind seiner Zeit war: „Er braucht etwas Erholung und wir wissen, dass er die Musik liebt. Also bieten wir ihm einen Rekorder und Kassetten an. Zum großen Erstaunen der Puristen findet Bruder Théophane wieder zu den Sängern seiner Jugend zurück: Joan Baez, Crosby, Stills, Nash & Young sowie Simon & Garfunkel sorgten alle abwechselnd bei dem Kranken sowohl für Schwärmerei als auch für Überdruss.“

Unbarmherzig wollte der grausame Krebs das Spiel gewinnen. Im Kampf gegen das Ödem, das sich in seinem Gehirn gebildet hatte, verschrieben die Ärzte ungeheure Mengen an Cortison. Bruder Théophanes Gesicht blähte mehr und mehr auf und wurde entstellt. Die schöne Gestalt des reizenden jungen Mannes, der einst wie ein Dichter aussah, wurde ganz aufgedunsen.

Als Bruder Théophane an einem Nachmittag im Juli von seinem Mittagsschlaf erwachte, erkannte er sein Zimmer nicht mehr. Für ihn war alles in diesem Raum neu: Die Farbe der Bettlaken, die Ikone an der Wand, der Wecker auf dem Nachttisch – jedwedes Detail war ihm fremd. Es waren die Symptome für den Beginn eines schwerwiegenden Anfalls. Bruder Théophane fantasierte und das Fieber stieg unaufhaltsam. Glücklicherweise verlief die Nacht ruhiger und der Kranke erholte sich nach und nach. Wie konnte Bruder Théophane angesichts der Ungerechtigkeit seines zerbrochenen Lebens noch ruhig bleiben, ohne zu revoltieren? Trotz der Leiden und der gewaltigen Ängste hat er sich nie beklagt. Der Grausamkeit des Bösen setzte er die Radikalität des Glaubens entgegen.

In den letzten Monaten veränderte sich sein Charakter. Die Mönche erkannten den geliebten jungen Lothringer kaum wieder, der seine Begeisterungsfähigkeit, seine Gewissenhaftigkeit und Entschlossenheit eingebüßt hatte. Er verlor selbst sein Kurzzeitgedächtnis. Sein Schlaf wurde vom Zufall bestimmt. Für seine Brüder wurden die abwechselnden Wachstunden in seinem Zimmer zu einem kleinen Kreuzweg.

Als der Sommer 1989 sich dem Ende näherte, ergaben die Untersuchungen den Befund einer Lungenentzündung. Erneut begab sich Bruder Théophane ins Krankenhaus von Moulins. Unaufhörlich durchquerten die Mönche die weite, ruhige Landschaft. Wenn das Auto abends auf dem Heimweg nach Sept-Fons durch die wohl bekannten Dörfer mit ihren bukolischen Namen fuhr –, Chevagnes, Garnat-sur-Engièvre, Dompierre-sur-Besbre – atmeten die Trappisten den Frieden dieser Schönheit ein. Er wurde durchbrochen von den Scheinwerfern der Autos, die durch Wälder und Felder fuhren. Ihr

Aufleuchten in der Dunkelheit spiegelte das Gewitter in ihren Herzen wider.

Jede Woche wurde Bruder Théophane ein bisschen gebrechlicher. In diesem zwischen Kloster und Krankenhaus gespaltenen Leben verlor er seinen letzten Halt. Als das Fest Allerheiligen näherrückte, begriff der Abt, dass Bruder Théophane nie wieder gesunden würde. Er entschied, ihn endgültig ins Kloster zu holen. Am 11. November 1989 kehrte er nach mehreren epileptischen Anfällen in sein Zuhause zurück. Der junge Mönch hütete ein neues Geheimnis: Er war fast blind. Bald erkannten es die Mönche und respektierten seine außergewöhnliche Scham. Nach einem rauen Aufstieg erreichte der Kranke den Gipfel des Berges. Schon bald kündete sich die letzte Wegbiegung an: Bruder Théophane verlor seine Stimme.

Die Mitbrüder wussten nun nicht mehr, in welchem Grad er noch bei Bewusstsein war. Eine schmerzvolle Entzündung zwang die Pfleger, dem Kranken die Augen zu verbinden. Der Tod nahte. Bruder Théophane beschritt den Weg in die Ewigkeit wie ein Verurteilter, der das Schafott besteigt.

Die Atembeschwerden machten ihn gleichsam zu einem Hampelmann mit zerbrochenem Körper. Seine Ernährung wurde gefährlich, denn sie brachte die Möglichkeit der Erstickung mit sich. Am 7. Dezember 1989 raffte ihn gegen 19 Uhr ein Schlaganfall schnell dahin. Draußen läuteten die Glocken zur Komplet.

Der letzte Anfall hatte sein Antlitz entstellt, doch nur wenige Sekunden nach seinem Tod gewann es plötzlich die jugendliche Schönheit zurück. Bruder Théophane wurde wieder – und für immer – der junge Mann mit dem blassen, scheuen, doch leidenschaftlichen Gesicht.

In seinem Buch berichtet Pater Samuel von traurigen und von strahlenden Begebenheiten nach dem Tod jenes Mönchs: „Am 9. Dezember betete ich neben dem Leichnam in der Kirche, als die ganze Gemeinschaft gerade im Refektorium versammelt war. Da hörte ich leise Schritte: Ein Kind, ein kleiner Junge aus der Familie Bruder Théophanes, hatte sein Essen beendet und näherte sich nun. Er lächelte mich breit an, öffnete, die Zunge seitlich herausgestreckt, den Reißverschluss seines Anoraks. Dort kramte er den Geldbeutel seines Bruders hervor, den wir ihm zuvor geschenkt hatten (der Jüngste aus der Geschwisterschar hatte das Messer des Bruders bekommen). Aus einem Innenfach des Geldbeutels zog der Junge den Rosenkranz des früheren Besitzers heraus und kniete sich ganz ehrfürchtig auf den Boden. Es war herzerweichend, das Gesicht des jungen Mönchs und das auf ihn gerichtete Gesicht des Kindes mit einem einzigen Blick zu betrachten. Aber mit der Zeit überwältigten die Emotionen das Kind; die Tragik des Augenblicks ließ die Freude über das Geschenk vergessen. Dicke Tränen kullerten still über seine Wangen. Verlegen wollte ich mich ihm nähern. Da kam zum Glück Bruder Sébastien. Er fasste seinen kleinen Bruder unter die Arme, stellte ihn auf die Beine, umarmte ihn stürmisch, schüttelte im Handumdrehen den Kummer ab und ließ stattdessen die Freude zurückkehren."

Noch heute, 28 Jahre später, ist der Abt davon überzeugt, dass der Tod von Bruder Théophane eine göttliche Pädagogik offenbart: Wenn Gott einen Mönch in der Blüte seiner Jahre heimholt, möchte Er – so der Abt – den Menschen zeigen, dass Er allein der Herr über das Leben ist und der Mensch nicht über seinen Tod verfügen kann. Er hat Seine Gründe. Uns ist es nicht gegeben, sie zu verstehen.

Obgleich der Tod ihres Bruders die jungen Trappisten von Sept-Fons schockierte, spürten sie doch hinter Tränen und Leid, dass sie Gott nähergekommen waren. „Er sucht uns wie Er auch das verlorene Schaf zurückholte", erklärt Dom Patrick. „Auf dem Friedhof bitten wir den Vater, uns auf Seine Schultern zu nehmen, um uns in den Himmel zu nehmen. Um eben dies hatten wir Ihn am Tag unserer Ewigen Profess gebeten. Diese Gelübde sind eng mit den Sterbegebeten verknüpft."

Nach dem Tod bekleideten die Pfleger ihren Bruder mit seiner Kukulle (dem Übergewand der Mönche) und dem Skapulier. Sie überführten ihn in die Kirche, wo er zwei Tage aufgebahrt blieb. Während dieser Zeit versiegte das Gebet der Mönche nie.

Alle Riten, welche die Todesstunde umranken, sind in Sept-Fons im *Livre des us* (einem Buch über die Gebräuche der Mönche) verzeichnet. In der zisterziensischen Tradition ist der Kranke, der die Welt verlässt, auf seinem Weg vom Todeskampf bis zum Friedhof niemals allein. Die Mönche stehen ihm in seinem Leid zur Seite; sie begleiten ihn bei seinem Übergang; sie bewachen ihn nach seinem Verscheiden und tragen ihn zu Grab.

Die Sterbegebete sind mild und beruhigend. Wenn es ernst wird, läuten die Sakristane die Glocken auf eine besondere Art und Weise, sodass die Mönche sich schnell im Krankenzimmer einfinden. Es kommt vor, dass ein Mönch stirbt, während die Gebete gesprochen, eine Lesung vorgetragen oder Litaneien gebetet werden.

Nach dem Tod singen die Mönche auch das *Subvenite*: „Kommt herzu, ihr Heiligen Gottes, / eilt ihm entgegen, ihr Engel des Herrn. / Nehmt auf seine Seele / und führt sie hin vor das Antlitz des Allerhöchsten. / Christus nehme dich auf, der dich berufen hat, und in das Himmelreich sollen Engel dich geleiten. / Nehmt auf seine Seele / und führt sie hin vor das Antlitz des Allerhöchsten. / Herr, gib ihm die ewige Ruhe und das ewige Licht leuchte ihm. / Nehmt auf seine Seele / und führt sie hin vor das Antlitz des Allerhöchsten."[14]

In einem Trappistenkloster wird der Tote ohne Sarg begraben. Der Körper wird nur mit Erde bedeckt; sie ist sein letzter Mantel in der Erwartung der Auferstehung. Danach verlassen die Mönche den Friedhof. Doch bevor sie sich wieder in die Kirche begeben und den Leichnam ihres Bruders zurücklassen, knien sie sich nieder unter der dreimaligen Anrufung: „*Domine, miserere super peccatore*" – „Herr, erbarme dich des Sünders". Sie berühren mit den Fingerknöcheln den Boden und verharren einen langen Augenblick mit tief geneigtem Kopf. Bei den Trappisten heißt diese besondere Gebetshaltung „auf die Knöchel gehen"; sie hat ihren Ursprung in den Begräbnistraditionen von Cluny aus dem 13. Jahrhundert.

Während der Beerdigung von Bruder Théophane hatte der Abt ein schönes Gebet gesprochen, welches seine Wirkung nicht verfehlte: „O Herr, welch eine Kühnheit für einen Sterblichen, der nichts ist als Staub und Asche, Dir, unserem Herrn und Gott, einen anderen Sterblichen anzuempfehlen, der auch nur Staub und Asche ist. Doch in der Gewissheit auf deine Liebe flehen wir dich vertrauensvoll an: Während die Erde das wiederaufnimmt, was einst aus der Erde kam, nimm du den, den du gerade von dieser Welt gerufen hast, in die wahre Heimat bei deinem Freund Abraham auf. Bewahre ihn vor dem Feuer der Hölle, dass er nicht leide, sondern erfüllt von deiner Freude in dir seine Ruhe finde. Möge er nicht die Vergeltung seiner Sünden erlangen, sondern deine milde Vergebung erfahren. Er möge als Neuschöpfung auferstehen und unter die Schar der Heiligen gereiht werden, die zu deiner Rechten Platz genommen haben, um ihre Krone zu erhalten, wenn die Welt zu Ende geht. Lass dann über allen das Licht deines Reiches erstrahlen. Darum bitten wir durch Jesus Christus, unseren Herrn." Der letzte Satz des Abtes am Ende der langen Zeremonie hallte mit leichtem und fröhlichem Echo wider: „Lasst uns gehen und vor Gott die Erinnerung an unseren Bruder aufrechterhalten." Sodann verließ die Gemeinschaft in Prozession den Friedhof von Sept-Fons, der einem kleinen Wald von verwitterten, skelettartigen Kreuzen gleicht.

Als ich Dom Patrick 2017 besuchte, machte er gerade eine einmalige Erfahrung durch: Die Gemeinschaft hatte binnen weniger Monate fünf Mönche verloren. Der erste in dieser düsteren Folge starb am 10. November 2016, der letzte am 2. April 2017. Mit der ihm eigenen Genauigkeit und Ruhe erzählte Dom Patrick mir von dieser besonderen Zeit: „Nach dem letzten Begräbnis bat ich Gott auf dem Rückweg vom Friedhof, uns eine kleine Pause zu gewähren. Seit meiner Abtswahl habe ich keinen derartigen Sturm erlebt. Die Gemeinschaft muss dieses schöne Geheimnis hinnehmen. An einem Nachmittag im Jahr 1997 hatten wir einen Bruder zu Grab getragen; der nächste starb am Tag darauf. Gott ruft oft in kleinen Gruppen."

Während seines Lebens in Sept-Fons erschütterte Dom Patrick besonders der lange, qualvolle Todeskampf eines Bruders. Von dem Augenblick an, da sie zum ersten Mal eine Wache bei ihm aufstellten, ließen sie ihn 37 Tage lang nicht allein. Denn die Tradition der Trappisten verlangt, dass sich zu jeder Zeit neben dem Sterbenden ein Priester befindet.

1970 gab es nicht genügend Ordensmänner in Sept-Fons, um so lange Zeit die Krankenwache zu stemmen. So mussten auch die jungen Mönche Wachschichten übernehmen. Dom Patrick war damals 23 Jahre alt. Eine Woche vor dem Tod des besagten Mitbruders befand er sich gerade im Krankenzimmer und betete den Rosenkranz. Er blickte den alten Pater an, der nicht sterben konnte, aber viel zu leiden hatte. Sein Atem war kurz und er stöhnte vor Schmerz. Zu jener Zeit verabreichten die Krankenbrüder wenig Schmerzmittel. Dom Patrick war beeindruckt: „Ich dachte bei mir, dass ich mich eines Tages in derselben Lage befinden würde, und fragte mich schon damals, ob ich seinen Mut haben würde."

Seit seiner Abtswahl sah Dom Patrick 42 Mönche dahinscheiden. Alle sind in Frieden gestorben: „Im Evangelium", erzählt er mir, „ist das Himmelreich denen verheißen, die sich von Reichtum und weltlichen Gütern lossagen. Der heilige Markus erklärt sogar, dass wir bereits auf Erden das Hundertfache ernten werden. Was genau meint dieses Hundertfache? Ein guter Tod ist Teil dieses Hundertfachen. Das Gebet und die Anwesenheit der Brüder ist eine große Unterstützung für die sterbenden Brüder. Es macht die letzten Stunden erträglich."

In den 1970er-Jahren musste Dom Patrick einen alten Bruder pflegen, der auf sein Ende zuging. Dieser Mönch war ein Koloss mit einem starken Willen; er sagte frei heraus, was er dachte. 1909 war er in Sept-Fons eingetreten. Als Novize war Dom Patrick sein Assistent als Elektriker gewesen. Er kannte sich in dieser für ihn neuartigen Arbeit nicht aus und musste sich oft zurechtweisen lassen. Dom Patrick fragte sich, ob er ihm nun in dieser letzten Prüfung beistehen könnte. Doch die Krankheit hatte ihn vollkommen besänftigt. Ganz zahm ließ er sich führen, sodass die Mönche ihn nicht wiedererkannten.

Dom Patrick ist ein Realist: „Gott schont die Mönche nicht vor Krankheit und Leid. Wir müssen durch diese Prüfungen hindurch; die Kraft dazu ist in unserem Glauben verwurzelt. Ich kann nicht leugnen, dass die Medikamente sich stark verändert haben. Schmerzen werden nicht mehr auf dieselbe Art behandelt. Der Todeskampf ist anders. Es gibt eine Entwicklung sowohl zum Besseren als auch zum Schlechteren. In Sept-Fons möchten wir, dass unsere Brüder in der Abtei sterben. Wir bemühen uns um ein gutes Verhältnis zu den Kliniken und Krankenhäusern, damit sie unseren Krankenpater informieren, wenn die Zeit gekommen ist, die Unsrigen heim ins Kloster zu holen." Er erwähnte Bruder Jean-Lazare, der im Dezember 2016 mit 50 Jahren starb. Dieser Mönch war an einer zum Tode führenden Leukämie erkrankt: „Die Krankheit wurde im Februar festgestellt, zehn Monate später verstarb er. Im Sommer hatte er ein Transplantat bekommen, was für ihn einen Schritt zur Besserung bedeutete. Wir haben gehofft, gebetet und geträumt. Aber Gott wollte ihn zu sich holen. Das Transplantat arbeitete gegen den Organismus, was eine Reihe von immer härteren Störungen mit sich brachte. Nach dieser Operation blieb er dauerhaft und unter strengen Vorschriften in einem sterilen Zimmer im Krankenhaus von Clermont-Ferrand. Täglich besuchten wir ihn, was für uns vier Stunden Autofahrt bedeutete. Ich sah, dass sich sein Gesundheitszustand keineswegs besserte. Bruder Jean-Lazare erkannte seinen realen Zustand nicht. Er liebte das Leben und glaubte an Besserung. Doch er sah nur zu gut, dass die Behandlung nicht anschlug. Eines Morgens erfuhren wir vom Tod seines Vaters. Dieser hatte mehrere Monate lang eine schwere Zeit durchgemacht. Ich hatte Gott gebeten, ihn bis zum Verscheiden unseres Bruders am Leben zu erhalten: „Mein Gott, wenn du gütig bist, lass Bruder Jean-Lazare vor seinem Vater heimgehen." Wir erklärten den Ärzten unseren Wunsch, ihn nicht im Krankenhaus sterben zu lassen. Ist es vorstellbar, dass ein Bruder allein, an Schläuchen hängend, in einer Intensivstation sterben muss? Der Arzt des Klosters unterstützte unsere Bitte. Ich verstand, dass das Krankenhaus ihn zu behalten versuchte. Sie wollten nicht den Anschein erregen aufzugeben. So beschlossen sie, ihn ins Krankenhaus von Moulins zu schicken, und erklärten uns, dass sie nicht mehr tun könnten. Sein Vater starb am Tag der Überweisung. Nach einigem Zögern entschieden wir uns, es ihm zu sagen. Von diesem Zeitpunkt an begriff Bruder Jean-Lazare, dass sein Leben nur noch an einem Bindfaden hing. Er akzeptierte das nahende Ende. Drei Tage später schied er von dieser Erde. Ich hatte das Krankenhaus von Moulins gebeten, die Behandlung zu beenden und ihn ins Kloster mitnehmen zu dürfen. Sie akzeptierten unsere Bitte. Bruder Jean-Lazare kam am Freitagnachmittag nach Hause und starb am Samstag um 17 Uhr."

Dom Patrick hat mir auch von den schwierigen Stunden mit Bruder Paul erzählt, der im März 2017 mit 82 Jahren entschlief. Drei Monate lang wurde er von einem Bauchspeicheldrüsenkrebs heimgesucht. Als Bruder Paul begriff, dass diese Krankheit irreversibel war, verfiel er in Depressionen. Erst als er seinen Zustand hinnahm, fand er seinen Frieden wieder. Bruder Paul litt unsäglich. Die Ärzte begannen eine Behandlung mit Morphium. Aber die Schmerzen gewannen die Überhand. Da schlug das Krankenhaus eine stärkere Behandlung vor, warnte aber zugleich den Abt, dass dadurch mit großer Wahrscheinlichkeit das Ende beschleunigt würde: „Ich erkannte dies als einen eleganten Ausdruck dafür, dass er an dieser Behandlung sterben würde. Ein befreundeter Arzt hat uns eindringlich von diesem Vorschlag abgeraten. Er nahm die Verantwortung auf sich, den chemischen Cocktail zu verbieten. Ich bat darum, dass Bruder Paul in die Abtei zurückkehren dürfe. Er lag schon in einem leichten Koma. Bei allen Sterbenden habe ich bis zu ihrem Ende das Gefühl, dass sie bei Bewusstsein sind. Nur durch physische Störungen sind sie von den Lebenden getrennt. Ich glaube nicht, dass ein Mensch von der Welt völlig abgeschottet werden kann. Diese Gewissheit habe ich erlangt, weil ich so viele Mönche bis zum Tod begleitet habe. Bruder Paul blieb nicht lange in unserer Krankenabteilung. Drei Tage später segnete er das Zeitliche. Zum ersten Mal in meinem Leben war ich mit einer Situation konfrontiert, wo die Schmerzmittel den Tod hätten beschleunigen können. Die Grenze ist schwammig. Kann ich von einer versteckten Euthanasie sprechen? Hätte ich ohne die Hilfe eines Arztes den Vorschlag verstanden, den sie mir da machten? Der Kampf gegen den Schmerz kann zu einem Todesstoß werden. Vor 40 Jahren waren wir wehrlos gegen den Schmerz; heute müssen wir mit dem gegenteiligen Problem zurechtkommen. Das Wichtigste bleibt für uns stets, dass die Brüder im Augenblick des Scheidens nicht allein sind. Ich weiß, dass unsere Zeitgenossen heute oft in großer Einsamkeit sterben. Von unseren fünf letzten Toten starben drei in meinem Beisein. Ununterbrochen waren wir an ihrer Seite."

In Sept-Fons lesen die Brüder täglich den Nachruf jener Mönche, die seit der Rückkehr aus dem Exil 1845 in der Abtei verstorben sind. Nach dem Frühstück liest ein Mönch im Refektorium mit lauter Stimme vor.

So gedachte die Gemeinschaft am 23. Februar, dem Vorabend seines Todestages, des Bruders Marien Cluzet, der 1904 als Laienbruder starb. Sein Todeskampf war beeindruckend: „Geboren 1819 in Artoire im Département Creuse, in Sept-Fons eingetreten im Jahr 1854. Lange Zeit war er der zweite

Gastbruder und wurde von den Besuchern ebenso wie von den Brüdern geliebt, da er für alle ein Vorbild an Demut und Nächstenliebe war. Er starb heiligmäßig am Fest des heiligen Matthias. Seit drei Tagen hatte er unbeweglich auf seinem Sterbebett gelegen und kein Wort gesagt. Da richtete er sich plötzlich auf, erhob Augen und Arme und lächelte. Dann fiel er wieder zurück und tat seinen letzten Seufzer. Maria, die er so sehr geliebt und verehrt hatte, kam, um ihn in den Himmel zu holen. Er war 85 Jahre alt."

Manche Abschiede verlaufen einfacher, man könnte sogar von einer gewissen Leichtigkeit sprechen. 1971 lag Bruder Gérard im Sterben. Er war ein Laienbruder mit einem starken Charakter, ehemaliger Küster der Kathedrale von Bourges. Mehrfach verließ er Sept-Fons und kehrte immer wieder zurück. Er war für den Hühnerstall verantwortlich. Dort kümmerte er sich auch um eine Katze namens Minette, von der man sich noch heute erzählt. Als Bruder Gérard dem Ende zuging, wurde der fromme Bruder Alain beauftragt, ihn zu begleiten. Er sah, dass es Bruder Gérard schlecht ging. So setzte er sich zu ihm und forderte ihn auf, folgende Anrufung zu wiederholen: „Jesus, Maria, heiliger Josef, ich gebe euch mein Herz, meinen Geist und mein Leben." Bruder Gérard antwortete nicht. Also sagte er: „Jesus, Maria, heiliger Josef, steht mir bei im letzten Kampf." Noch immer keine Antwort. Bruder Alain ließ sich nicht entmutigen: „Jesus, Maria, heiliger Josef, macht, dass ich in eurer heiligen Begleitung sterbe." Da rief Bruder Gérard aus: „Und was ist mit Minette?"

Der Abt von Sept-Fons hat schon so viele Brüder begleitet, dass er den Ausdruck jener Menschen genau kennt, die sehr bald von der Erde scheiden werden: „Ich habe keine Angst, an ihrer Seite zu stehen. Das Gesicht eines Mönchs, dessen Stunden gezählt sind, gleicht einer Maske. In dem Augenblick, da die Seele den Leib verlässt, verwandelt sich der Körper. Vor dem Tod sind die Züge oft verzerrt und unfreundlich. Doch dann erscheinen sie plötzlich entspannt und gelöst. Dieses Phänomen stellen wir in dem Grad fest, wie der Bruder gelitten hat. Der letzte Ausdruck ist steif und verändert sich nicht mehr. Es gibt schöne Tote und andere weniger schöne."

Ich fragte Dom Patrick, wie sich Gott zeigt, wenn eine Seele ihren Körper verlässt. Mit derselben Einfachheit, als würde er von einem alltäglichen Ereignis berichten, antwortete er: „Nie bin ich mir der Gegenwart Gottes so bewusst wie im Augenblick des Todes eines Bruders. Es entsteht ein Bruch zwischen Vorher und Nachher. Wir befinden uns an der vollkommensten Verbindungsstelle zwischen Gott und den Lebenden. Ich spreche nicht von einem Gefühl, einer emotionalen Wahrnehmung, sondern von der Gewissheit des Glaubens. Der Tod ist der Zeitpunkt, in dem die Verheißungen des Glaubens in Erfüllung gehen. Mit einem Schlag hört das Leben auf. Gott kommt und Er geht mit unserem Bruder. Ohne Gott befindet sich der Mensch in völliger Widersinnigkeit. Sollte ein Erdloch das Ende sein, ist das Leben die Mühe nicht wert."

Wenn ein Mönch viel leidet, kann er nicht mehr beten wie zuvor. In diesen Augenblicken wird eine geheimnisvolle Alchemie wirksam: Der Kranke wird in die Gebetsfluten der anderen Mönche hineingenommen. Der sterbende Mönch kann das Boot nicht mehr rudern, aber mit seinen Brüdern kommt er voran. Andere betätigen für ihn die Ruder. Kann Gott ohne das Gebet der Sterbenden wirken? Dom Patrick denkt, dass es reicht, bei Gott zu sein, wenn wir nicht mehr beten können: „Die beste, weiseste und einzig notwendige Tat, die wir einem Mönch erweisen können, der ganz in seine Krankheit verstrickt ist, bleibt das Gebet. Das Letzte, was die Mönche verlieren, ist ihr Gehör. In einem Kloster vernehmen sie bis zur letzten Sekunde die Gebete ihrer Brüder."

Die Verzweiflung kann einen kranken Mönch packen, das Leid führt zu Zermürbung und auch das Temperament spielt eine große Rolle. Ängstliche Brüder haben oft ihre Schwierigkeiten, das letzte Kap zu umschiffen. Der Abt muss sich viel Zeit nehmen, um den Ordensmännern zuzuhören, die sich im Gegenwind zu behaupten haben. Oft reichen zwei oder drei Worte, um das Boot wieder aufzurichten. An dem Tag, als Bruder Paul begriff, dass der Krebs ihn hinwegraffen würde, war er entmutigt. Dom Patrick ging hinauf und besuchte ihn in der Krankenabteilung. Geschwächt und niedergeschlagen lag der Kranke tief in seinem Sessel, der überproportional zu sein schien. Bruder Paul begann zu sprechen. Die einfache Tatsache, dass ihm jemand zuhörte, tat ihm gut. Dom Patrick erinnert sich oft an die Worte, die Kardinal Pierre Veuillot auf seinem Sterbebett sagte, nachdem er lange gegen eine schmerzhafte Leukämie gekämpft hatte: „Wir können schöne Worte über das Leid finden. Ich selbst habe davon voller Wärme gesprochen. Sagt den Priestern, sie sollen nicht darüber reden. Wir wissen nicht, wie es wirklich ist, und das macht mich traurig." Im Angesicht des Elends nützen schöne Reden nichts. Sie können nur die Gesunden beruhigen.

Bruder Paul brauchte eine diskrete Präsenz. Er war nie ein Mensch gewesen, der sein ganzes Herz ausschüttet. Mit der Krankheit erwachte das Bedürfnis, mehr zu sprechen, und Dom Patrick war da und hörte zu. Diese kurzen, herzlichen Gespräche halfen ihm, die Furt zu durchqueren. Am Abend vor seinem Tod vertraute der Mönch mit seinem Akzent eines elsässischen Winzers ganz leise dem Abt an: „Sie sind mein Vater und ich habe keinen anderen Vater als Sie." Dom Patrick drückte ihm die Hand und blieb in seiner Nähe.

Der Mensch ist nicht zum Sterben geschaffen. Der Widerstand gegen diesen vorprogrammierten „Unfall“ ist immer verblüffend.

Für Pater Jérôme war der Winter 1985 sehr beschwerlich. Diese bedeutende Gestalt der Abtei hatte mit seinem strengen und prophetischen Unterricht eine ganze Generation von Mönchen geprägt. Nun sahen die Mönche seit einigen Monaten, wie sein Leben langsam verlosch. Am Tag vor seinem Tod hatte er den ersten Herzinfarkt. Das Atmen verursachte ihm Schmerzen. Die Mönche verabreichten ihm Sauerstoff. Sie wollten ihn nicht ins Krankenhaus fahren, denn sie wussten, dass das Ende kurz bevorstand. In der Nacht beruhigte sich Pater Jérôme. Dom Patrick blieb die ganze Nacht an seinem Bett. Am frühen Morgen kam der zweite Herzinfarkt. Die Mönche begaben sich in sein Zimmer, um zu beten. Die Sauerstoffflasche allein konnte die Beatmung nicht mehr bewerkstelligen. In einem letzten Erstickungsanfall segnete Pater Jérôme das Zeitliche. Etwa zwanzig Brüder waren um ihn versammelt.

Bedächtig sagte mir Dom Patrick: „Die Dinge verliefen so, wie wir es hoffen konnten. Vermag man sich vorzustellen, dass Pater Jérôme in die Abhängigkeit geraten sollte? Gott hat ihn vor den Erniedrigungen eines bettlägerigen Lebens bewahrt. Sein unabhängiger und freier Charakter hätte den demütigenden Zustand eines ohnmächtigen, alten Mannes schwer ertragen. Trotz der Schwierigkeiten war sein Tod eine Erfüllung und ein Sieg.“

1968 schrieb Pater Jérôme in sein Tagebuch: „Dank dir, o Herr, spielt sich mein Leben immerfort zwischen Prüfungen und erzwungenen Verzichten ab, ohne Lichtschimmer, mit wenig Klarheit. Dennoch hast du es geschafft, mich unter diesen Übeln zwei oder drei Güter erlangen zu lassen, die ich durch Kühnheit und Erfolg erreichen wollte, die dann aber durch Stille und Zustimmung von selbst kamen. Wir müssen den Mut haben, bei jedem Verzicht ‚Sei's drum' zu sagen, um so auf jedes göttliche Angebot antworten zu können: ‚Ich nehme an, ja, ich nehme an.' Du hast mich mit größter Deutlichkeit genau an den Ort gestellt, an den ich in meinem willkürlichen Ehrgeiz gehen wollte: Weder zu sinnlichen noch zu geistigen Wonnen, sondern zu einer Liebe zu dir, die in der Wahrheit begründet ist und bestehen kann."

Dienstag, den 29. Januar 1985, und Donnerstag, den 7. Dezember 1989. Pater Jérôme und Bruder Théophane. Zwei einzigartige Geschichten; zwei edle Seelen, die sich in den Himmel erhoben haben.

V.

REGENTAGE

Abtei Cîteaux

Am 21. März 1098 begaben sich 21 Mönche aus dem Kloster Molesmes unter der Führung von Abt Robert an einen abgelegenen Ort. Mitten im sumpfigen Wald von Cîteaux wollten sie gemeinsam möglichst authentisch nach der Regel des heiligen Benedikt leben. Die Anfänge waren schwer. Die Abtei wendete sich vom Prunk des cluniazensischen Ordens ab, zog aber nur wenige Novizen an.

1113 eilte die Hand Gottes selbst den reformatorischen Mönchen zu Hilfe. Stephan Harding, der dritte Abt von Cîteaux, nahm Bernhard de Fontaine mit seinen dreißig Gefährten auf, die ein klösterliches Leben führen wollten. 1115 verließ Bernhard das Kloster wieder und gründete die Abtei von Clairvaux. Durch das Charisma und die Beharrlichkeit dieses jungen Mannes erfuhr der Orden ein rasantes Wachstum, die Neugründungen nahmen zu. Es begann die zisterziensische Epoche, die nie mehr enden sollte. Als Bernhard 1153 starb, zählte der Orden von Cîteaux 300 Männerklöster. Ende des zwölften Jahrhunderts waren es schon mehr als 500 …

Wie soll man sich den vergangenen Ruhm vorstellen, wo ihn wiederfinden, wenn man nach Cîteaux kommt? Ich suchte diesen Ort an einem Regentag im Mai auf, um einige Tage in der geschichtsträchtigen Abtei zu verbringen. Ich kam von Dijon und hatte die fruchtbaren und üppigen Landschaften Burgunds durchquert. Der metallfarbene Himmel leuchtete mal grau, dann wieder schwarz oder violett. Gigantische Wolken zogen über die Wälder von Nuits-Saint-Georges.

Als ich durch das schöne Tor in eine lange Allee fuhr, beeindruckten mich die Einfachheit, Schmucklosigkeit und Wucht dieses Ortes. Die Zisterzienser haben stets eine asketische Loslösung von der Welt gesucht; so war es normal, dass mir die Radikalität dieser Stätte ins Auge stach.

Das Kloster zentriert sich um ein beachtliches Gebäude aus dem 18. Jahrhundert, den Lenoir-Flügel. Der Gang im Erdgeschoss ist 100 Meter lang. In den Gärten vor dem Haus erhebt sich mitten auf einem ordentlich gemähten Rasen ein gewaltiges Kreuz. Bei Sonnenuntergang gleitet sein Schatten über die weißen Steine der Fassade. In den Etagen befinden sich die Zellen der Mönche. Weiter weg vollendet am Rand des Parks eine imposante Statue des heiligen Bernhard die einschüchternde Außengestaltung. Der Kontrast zu den Kanälen mit frischem Wasser und den Hohlwegen im Unterholz ist bezaubernd. Er verleiht dem Park den Anschein eines romantischen, englischen Gartens.

Die Kirche wurde von Grund auf renoviert. Seit 1998 bilden Hauptschiff, Chorraum und Seitenschiffe ein großes, weißes und karges Rechteck. Um diesen Raum lieb zu gewinnen, braucht man ein heiliges Feuer in seinem Herzen.

Gegenüber liegt ein großer Bauernhof aus der Mitte des 19. Jahrhunderts, in dem sich die Gästezimmer befinden.

Am Abend meiner Ankunft strahlte der Himmel in fahlem Blau. Nach der Komplet herrschte eine besondere Stille.

Es goss in Strömen und ich hatte den Eindruck, das Reich des heiligen Bernhard sei von allen Menschenseelen verlassen.

In Cîteaux spürt man mehr als anderswo die Gegenwart der Verstorbenen. Auf der anderen Seite des Lenoir-Flügels zeigte sich mir ein gewaltig großer Friedhof. Etwa 100 Gräber ordneten sich um ein schönes Steinkreuz. Gigantische Buchsbäume zierten die Ruhestätte; doch leider brachten Schädlinge diese zum Verdorren.

Ich kam nach Cîteaux, um Pater Olivier Quenardel zu treffen. Auf Anhieb fesselte mich die Kraft, das Feingefühl und die Intelligenz seines Blickes. Geboren 1946, war er mit 20 Jahren in Cîteaux eingetreten. 1988 wurde er zum Priester geweiht und 1993 zum Abt gewählt. Heute ist er das Haupt einer Gemeinschaft, die 26 Mönche zählt, von denen vier in der norwegischen Neugründung Munkeby wirken. Sieben ältere Brüder leben in der Krankenabteilung.

Pater Quenardel ist ein aufrichtiger und edler Mann, der sein Gegenüber zu überzeugen versteht. Er ist ruhig, genau und aufmerksam, kann aber im Gespräch auch laut auflachen. Als junger Novize hatte er ein anderes Cîteaux erlebt: Die Mönche schliefen gemeinsam im *dormitorium* (Schlafsaal), die Laienbrüder durften keine Mönche sein, das Stundengebet war in lateinischer Sprache. Nun wird es im Wesentlichen auf Französisch gebetet, was für einige eine kleine Prüfung bedeutete, jedoch keine Glaubenskrise herbeiführte.

Zu Beginn unseres Gesprächs war für Dom Olivier die Todesgeschichte eines seiner Vorgänger, Dom Jean Chanut, besonders wichtig. Dieser war 1909 geboren und mit 16 Jahren in die Abtei eingetreten. Das Ende seines Weges erreichte er 1980, als er am Fest Mariä Himmelfahrt im Kongo-Kinshasa starb, nachdem er den ganzen Tag mit den afrikanischen Gläubigen gebetet und gesungen hatte. Am Morgen feierte er noch im Kloster von Mokoto die heilige Messe. Wenige Stunden später legte er im Beisein eines Dorfbewohners, bei dem er zu Besuch war, seinen Kopf auf die Schultern eines jungen Mädchens, die einige Jahre später Nonne wurde. Ihr vertraute er an: „Heute ist ein sehr großer Tag." Dann starb er. Ganz gerührt erzählte mir Olivier von diesem so schlichten und schönen Heimgang. Sein Vorgänger war ein Mann von großem Glauben. Schon jung hätte er einmal beinahe die Welt verlassen müssen. Eines Tages während einer schweren Krankheit hatte ihm der Novizenmeister gesagt: „Mein Kind, heute Abend wirst du beim lieben Gott sein." Die Stunden zogen an Dom Jean vorbei, doch der Schnitter kam nicht. Um Mitternacht lebte er immer noch.

Die Mönche schrieben eine kleine Geschichte über sein Leben. Dabei unterstrichen sie besonders die erstaunlichen Ereignisse: „Er überschritt die Schwelle zur Ewigkeit erst, nachdem er schon dreimal dem Tod entronnen war. Seine zeitlichen Gelübde legte er im August 1928 ab; im Dezember desselben Jahres stellte sich heraus, dass er an der Pottschen Krankheit im fortgeschrittenen Stadium litt. Zwei Jahre lang musste er liegen, bis man erfolgreich eine Knochentransplantation vornahm. Infolge von inneren Blutungen stand er jedoch mit einem Fuß im Grab und empfing die Letzte Ölung. Die Jahre 1930 bis 1938 brachten seinem Leiden eine kleine Pause und er konnte diese Zeit mit der Ordensgemeinschaft in der Zurückgezogenheit von der Welt verbringen. Seine Brüder begannen, ihn immer mehr zu lieben; er wurde ihr Vertrauter und ein Meister des Gebets. 1938 verlor er seine rechte Niere, die linke wurde durch die Tuberkulose beschädigt. Unverzüglich erfolgte die Operation, doch die Krankheit siegte. Vier weitere Jahre, von 1939 bis 1943, musste er in der Krankenabteilung ununterbrochen das Bett hüten. Bei jeder Untersuchung fand man weitere Spuren der Tuberkulose. Ein Exerzitienmeister schlug der Gemeinschaft vor, eine Novene zu Schwester Elisabeth von der Heiligsten Dreifaltigkeit zu beten. Als sie die Novene beendet hatten, war die Tuberkulose spurlos verschwunden. Eine Woche nach der Novene fuhr er wieder mühelos Fahrrad. Diese aus medizinischer Sicht völlig unerklärliche Heilung wurde von der Kirche als Wunder festgehalten auf die Fürsprache jener Frau, die später die heilige Elisabeth von der Heiligsten Dreifaltigkeit wurde. Bei einer Operation 1968 entrann Pater Jean dem Tod ein drittes Mal um Haaresbreite. In einer Mitteilung zu seinem Rücktritt schrieb er später an die ganze Gemeinschaft: ‚Diese gesundheitlichen Prüfungen waren für mich gewiss eine große Gnadenquelle. Ich bin weit davon entfernt, mich zu beklagen. Vielmehr kann ich im Nachhinein nicht anders, als dem Herrn demütig zu danken …‘ Und über die Last seines Abtsamtes sagte er: ‚Mein Gewissen sagte mir, dass ich mich bis zum Letzten geben muss, ohne auf meine Müdigkeit zu achten. Wenn Gott uns eine wichtige Mission anvertraut, gibt Er auch die notwendige Kraft dazu oder er entledigt uns dieser Aufgabe wieder. Dies rief ich mir ständig ins Bewusstsein. Und hätte ich in meinen Mühen nachgelassen, wäre dies für mich das Eingeständnis meines Scheiterns gewesen.‘ Er war mit Leid und Tod vertraut, begleitete Jesus in Seinen schmerzhaften Geheimnissen und schöpfte aus dem Gebet die Gnade einer äußerst bewundernswerten Hoffnung auf die Auferstehung.“

Während Dom Olivier mit dem Bericht über das Leben seines Vorgängers fortfuhr, wollte er mir noch mehr über die besondere Beziehung zum Tod in Cîteaux berichten: „Dom Jean trat 1969 von seinem Amt als Abt zurück. Er war sehr erschöpft und hatte ernsthafte Depressionen. Afrika half ihm, wieder auf die Beine zu kommen. Auch die heiligsten Menschen können lange Zeiten der Leere erleben. Man stellt sich den Mönch immer in einer Art von *Apátheia* (Leidenschaftslosigkeit) vor. In gewisser Weise ist dieses Idealbild nicht falsch. Jedoch darf man nie vergessen, dass die Mönche auch einmal vom Weg abkommen. Der Glaube ist dann wie ein kleiner Wasserstrahl, der ihren Durst nicht mehr zu stillen vermag. Die heilige Therese von Lisieux hatte Versuchungen mit Selbstmordgedanken. Sie sagte selbst, dass man niemals die Medikamente in Reichweite der Kranken aufbewahren darf. Das kleine Mädchen aus der Normandie stand vor einer Mauer. Sie ist jung heimgegangen, doch ihr Abschied war einmalig. Die Karmelitin hauchte mit ihrem letzten Atemzug den Namen Jesus und die Vögel begannen zu singen. Im vierten Kapitel seiner Regel, ‚Mit welchen Instrumenten das Gute getan wird', legt der heilige Benedikt seinen Mönchen ans Herz, sich den Tod täglich vor Augen zu halten. Weiter mahnt er sie, ein großes Verlangen nach dem ewigen Leben zu haben. Für unseren Gründer sind Tod und himmlisches Leben ganz eng miteinander verbunden. Die benediktinische Sicht vom Tod ist die Ewigkeit. Benedikt von Nursia nennt es die Sehnsucht nach dem ewigen Leben. Diese Hoffnung packt den Leichnam am Tag der Beisetzung. Die Bestattungsliturgie der Mönche ist außergewöhnlich; wir sind fröhlich. Immer wieder ergreift die Gläubigen der Friede, der von unseren Zeremonien ausgeht. Das Gesicht mit der Kukulle verhüllt, werden die toten Körper der Mönche unter Gesängen zum Friedhof getragen. Wir singen den Psalm 114 und bringen so symbolisch unseren Auszug aus Ägypten ins Gelobte Land zum Ausdruck. Manchmal fragen die Angehörigen beunruhigt nach diesen Traditionen, besonders warum der Leichnam des Mönchs ohne Sarg in die Erde gelegt wird. Für uns ist die Leiche ein Weizenkorn, das in die Erde fällt und Frucht bringen wird. Der Tod wird im Geheimnis des Glaubens gänzlich klar. Bis zum Grab begleiten uns die Familien. Nach der Beerdigung spreche ich stets mit den Angehörigen des Verstorbenen. Immer wieder beeindruckt es mich, wie gerührt die Leute sind. Die Menschen sind nicht länger traurig, denn sie wissen nun, dass das Leben beim Herrn weitergeht."

Dom Olivier selbst befand sich schon einmal in dieser Situation, als sein Onkel, Bruder Rémi, starb. Dieser war auch Mönch von Cîteaux gewesen. Dom Oliviers Eltern hatten Bruder Rémi gebeten, der Taufpate ihres Sohnes zu werden. Bruder Rémi hatte damals abgelehnt, weil er sich schon entschieden hatte, in Cîteaux einzutreten. Das Schicksal sah vor, dass Dom Olivier in seine Fußstapfen treten sollte – bis an das Lebensende: Bruder Rémi starb 1986, am 40. Geburtstag seines Neffen. Er war erschöpft und Bruder Olivier hatte den ganzen Vormittag in seinem Zimmer gewacht. Während des Mittagessens schied Bruder Rémi von dannen. Nach dem Essen kam der Abt Pater Loys Samson zu Bruder Olivier und sagte mit sanfter Stimme: „Bruder Rémi ist soeben gestorben. Das ist dein Geburtstagsgeschenk. Jetzt hast du einen Taufpaten im Himmel."

Bruder Rémi hatte die Letzte Ölung empfangen, die für jene vorgesehen ist, deren Gesundheit ernste Sorge bereitet. Mehrfach betonte der Abt die Wirkkraft dieses Sakramentes für die Kranken. Es ist eine geheiligte Geste, die in der Todesangst beruhigt und Frieden zu schenken vermag.

Zu einem solchen Anlass versammelte sich die Gemeinschaft Anfang des Jahres 2017 in der Krankenkapelle um Bruder Hadrian. Er war 95 Jahre alt und ging immer schwerfälliger. Bruder Hadrian wollte keine therapeutisch ausgestattete Zelle. Dieser alte Zisterzienser hatte Angst vor einer Krankenstation. Er assoziierte sie mit Leid und Tod. Niemals besuchte er die Kranken. Eines Morgens fiel er aus seinem Bett und musste lange Zeit allein auf dem Boden liegen bleiben. Die Mönche befürchteten, dass sich das Vorkommnis wiederhole. Als Bruder Hadrian endlich einwilligte, in ein Krankenzimmer umzusiedeln, bot Dom Olivier ihm an, die Krankensalbung zu empfangen. Ohne Schwierigkeiten zu machen, antwortete er: „Vater Abt, dein Wille geschehe." Danach fügte er sich in die neue Situation. Nichts nahm er in das fremde Zimmer mit. Dank des Lokalradios konnte er das ganze Stundengebet mithören, ebenso die Kapitel und Lesungen im Refektorium. Der Bruder kannte keine Langeweile. Gott war mit ihm. Nach Dom Oliviers Meinung hatte Bruder Hadrian nie zuvor einen solchen Frieden in Herz und Seele gekannt."

Vor einigen Jahren bat Dom Olivier die Medizinprofessoren des Universitätsklinikums von Dijon ins Kloster, um mit den Mönchen über die Frage der Palliativpflege, den therapeutischen Übereifer und die Sedierung zu sprechen. Nie zuvor war er mit diesen Problemen unmittelbar konfrontiert gewesen. Doch ihm war bekannt, dass andere Gemeinschaften sich ihnen ebenfalls stellen mussten.

Natürlich akzeptierten die Mönche von Cîteaux, dass Gott sie in jedem Moment zu sich holen kann. Wenn die Ärzte einen sehr alten Bruder in kritischem Zustand ins Krankenhaus nehmen wollen, ist die Wahrscheinlichkeit sehr hoch, dass das Kloster ablehnt. Stets ziehen es die Mönche vor, dass ein Ordensmann in der Abtei sein Leben beschließt. Dom Olivier führte das Beispiel von Bruder Felix an. Dieser wollte nicht mehr ins Spital gehen. Im Krankenwagen, der ihn nach Dijon bringen sollte, meinte er, dass er nicht an seinem Gebrechen, sondern an den Medikamenten sterben würde, die man ihm massenhaft verabreichte. Weitere Anwendungen wies er zurück. Er hatte es eilig, Gott zu sehen. Die Maxime der Mönche von Cîteaux ist einfach: Eines Tages muss man schließlich sterben.

Am späten Nachmittag begaben wir uns auf den großen Friedhof der Abtei. Als der Weg durch diese ehrwürdige Einfriedung eine Biegung machte, drehte sich Dom Olivier zu mir um und sagte: „Der schwerste Tod ist das tägliche Sterben im Kleinen, wenn wir unser Bestes geben. In unserem Leben folgt ein solcher Tod auf den anderen. Jeder Einzelne bereitet uns auf das letzte Ende vor. Das wiederholte kleine Sterben unseres Ego ist eigentlich ein großer Tod; und es bereitet auf ein gutes Hinscheiden vor. Warum erleben manche Mönche an ihrem Lebensende schwerere Heimsuchungen als andere? Ich kann Ihnen nicht die Absicht Gottes verraten, warum Er auf so ungleiche Weise die letzten Prüfungen verteilt. Womöglich tragen einige Mönche für die anderen die Sorgen und Ängste der Menschheit. Mein Vater hat mir einmal gesagt, dass er sich nicht vor dem Tod fürchtete. Ich antwortete ihm, dass das kein Zeichen für Heiligkeit sei. Die friedlichen Heimgänge sind nicht unbedingt die heiligsten. Gute Mönche wissen ihre Ängste zu überwinden, wenn sie dem Himmel zusteuern. Wie sind unsere Zisterzienserbrüder in Tibhirine gestorben?[15] Es ist fast sicher, dass sie enthauptet wurden. Wer kann wissen, ob sie Angst hatten? Ihre geistlichen Kämpfe müssen furchtbar gewesen sein. Der Satan ist bis zum letzten Augenblick gegenwärtig und wacht mit infernalischer Hartnäckigkeit. Warum gewährt Gott dem Teufel so sehr freie Hand? Luzifer liebt es, Unruhe und Verzweiflung zu säen. Er ist ein stolzes Scheusal. Aber das letzte Wort hat Gott. Eine der großen Prüfungen im Ordensleben ist die *acedia,* die Hauptsünde der geistlichen

Trägheit. Das Beten fällt schwer, die *lectio divina* (geistliche Lesung) wird unmöglich, das brüderliche Miteinander hat keinen Sinn mehr. Alle Mönche mussten diese unebenen Wege durchschreiten. Es gibt keine perfekten Straßen im Mönchsleben. Eines Tages kommen wir bei einem gewissen Punkt der Erschöpfung an. In diesem entscheidenden Augenblick schreien wir: ‚Herr, rette mich!' Die Karmelitinnen, welche in Compiègne auf das Schafott stiegen[16], gaben ein bewundernswertes Beispiel. Ein Mönch kann allein sterben, denn er befindet sich schon in der Gemeinschaft der Heiligen."

Einige Stunden später lernte ich Bruder Philippe kennen. Seit vielen Jahren war er der Krankenbruder von Cîteaux. Dieser asketische, mystische und ernste Mönch erinnerte an den heiligen Maximilian Kolbe. Schnell begriff ich, dass ich hier vor einem Mann von überwältigender Kraft und außergewöhnlichem Mut stand. Bruder Philippe war 50 Jahre alt und schon ein Lehrmeister.

Er selbst musste an seinem Leib große Prüfungen durchmachen. Eines Tages hatte er seinen Abt aufgesucht: „Pater Olivier", sagte er, „ich spüre eine Masse in meinem Kopf." Die Untersuchungen stellten einen gutartigen Tumor zwischen dem Gehirn und dem Hirnstamm fest. Bis zu seiner Einlieferung ins Krankenhaus setzte Bruder Philippe seinen Dienst fort.

Nach der Operation dieses Akustikusneurinoms war er eine Woche lang an das Krankenhausbett gefesselt und heftige Kopfschmerzen hielten ihn nieder: „Meine Prüfung war von Gott geschickt worden, damit ich in der Liebe und im Vertrauen wachsen kann. Das ganze Leben ist eine Schule. Ich wusste, dass für mich nun ein neuer Lebensabschnitt beginnen würde, deren Inhalt ich noch nicht kannte."

Müssen die Mönche über den Tod nachdenken oder darüber, wie sie damit umgehen sollen? Bruder Philippe meint, dass sie vor allem die dringliche und schöne Verpflichtung haben, das Leben zu lieben. Ich erkannte, dass er gelernt hatte, das Leiden nicht zu sehr zu fürchten. Für ihn entschlafen die Mönche im Herrn: „Heute Morgen entdeckten wir um vier Uhr, dass bei einem Mönch die Krampfadern an den Beinen aufgerissen waren. Er suchte mich draußen auf dem Gang, aber ich schloss gerade die Kirche auf und war nicht da. So legte er ein kleines Handtuch um sein Bein und wartete, bis ich zurückkam. Um an sein Bett zu gelangen, musste ich wörtlich durch sein Blut waten. Der Bruder lächelte, doch er wurde immer blasser. Ich stoppte die Blutung, dann wurde er sofort ins Krankenhaus eingeliefert. Bruder Henri wusste, dass er von einem Moment auf den anderen aus unserer Mitte scheiden konnte. Er war ganz ruhig. Am Ende des Lebens bleibt nicht mehr viel von den Menschen übrig. Die welke und abgenutzte Hülle ihres Körpers hat allenfalls noch für Gott einen Wert."

Der Beginn unserer Unterhaltung war nicht einfach. Als er mir von diesem alten Mönch erzählte, war Bruder Philippe erstaunlich ruhig. Ich bat ihn, mir seinen Alltag zu beschreiben: „Seit 25 Jahren bin ich nun in Cîteaux. Meine Ewigen Gelübde legte ich 1998 ab, seit 2009 bin ich Priester. 1998 bat mich der Abt, die Verantwortung für die Krankenstation zu übernehmen. Vor meinem Eintritt ins Kloster war ich nie mit einem Kranken in Berührung gekommen. Der Tod war mir bis dahin ein Unbekannter. Zehn Jahre lang widmete ich mich ganz meiner Aufgabe. Diese Erfahrung hat mich tief geprägt. Ich begleitete zwölf Brüder bis ins Grab. Zur Beerdigung graben wir ein zwei Meter tiefes Loch. Im Beisein der Gemeinschaft werden die heimgegangenen Brüder in die Erde hinabgelassen, während der Krankenbruder die auf einem einfachen Brett Liegenden in seinen Armen hält. Ich musste im Grab stehen und den Körper beim Herunterlassen lenken. So bin ich der Letzte, der den Toten noch sieht, bevor ein schwarzes Tuch über sein Gesicht gebreitet wird." Dies ist ein bedeutender Augenblick für die Mönche. Nie mehr werden sie hier unten das Gesicht ihres Bruders erblicken, den sie so viele Jahre gekannt hatten.

Der große Hinübergang ist das letzte Ziel des ganzen Mönchslebens; darauf besteht Bruder Philippe: „Der Tod ist der ersehnte Zeitpunkt. Wie wir gelebt haben, so werden wir sterben. Es gibt auch außergewöhnliche Situationen. Drei Brüder habe ich begleitet, die sich im Augenblick des Todes als Heilige erwiesen."

Glücklich und bewegt erzählte mir Bruder Philippe von heimgegangenen Brüdern, die in seinem Leben eine besondere Bedeutung gehabt hatten. Je mehr er erzählte, desto eher schien mir sein Bericht als eine Aneinanderreihung von gewöhnlichen wie erhabenen Todesfällen.

2005 gab Bruder Marie-Joseph mit 87 Jahren seine Seele dem Schöpfer zurück. Als Diabetiker musste er sich regelmäßig Insulin zuführen; schließlich waren wiederholte innere Blutungen die Todesursache. Er ertrug seine Krankheit, ohne zu zeigen, wie sehr er litt. Eines Tages entschied er, keine Schmerzmittel mehr zu nehmen: „Ich habe mir oft Zeit genommen, um mit ihm zu sprechen. Ich versuchte, die genaue Tiefe seines Schmerzes zu erfassen. Die Antwort war immer dieselbe: ‚Der Leib ist tot, doch der Geist ist lebendig.' Oft zitierte er den heiligen Paulus, der in seinem Brief an die Philipper schrieb: Jesus Christus wird ‚unseren armseligen Leib verwandeln [...] in die Gestalt seines verherrlichten Leibes' (3,21)".

Die derbe Wortwahl von Bruder Philippe kann abschrecken. Er will nichts von den höllischen Leiden verheimlichen, welche die Brüder an ihrem Leib ertragen: „Zufällig entdeckte ich, dass Bruder Marie-Joseph Blutungen hatte. Als ich ihn wusch, dachte ich zuerst, er leide an Inkontinenz. Doch die Rotfärbung zeigte mir, dass ein schlimmeres Problem vorlag. Ich erkannte, dass seine Tage gezählt waren. Wir konnten nichts anderes tun, als das Blut aufzufangen, das er regelmäßig verlor."

Die medizinische Betreuung in der Abtei war perfekt organisiert. Der alte Mönch hatte keine Familie mehr. Bruder Philippe war fasziniert von seinem Glauben: Je mehr er litt, desto mehr betete er zur Jungfrau Maria. Bruder Marie-Joseph kam ursprünglich aus dem Baskenland. Früher hatten die Zisterzienser ihn im *lavatorium* (Waschraum) Marienlieder in seiner Muttersprache singen hören. Als Bruder Philippe eines Tages allein in seinem Zimmer weilte, fragte er ihn: „Bruder Marie-Joseph, gehst du in den Himmel?" Die wundervolle Antwort in seinem harten Akzent lautete: „Ja, und da oben wird ein tolles Fest sein." Bruder Philippe lag im Sterben und er war voller Freude. Drei Tage vor seinem Tod vertraute er Bruder Philippe noch an: „Ich habe versucht, das Evangelium zu leben."

Der letzte Augenblick war schwierig. Die Gemeinschaft hatte sich in seinem Zimmer versammelt. Da sich die Intensität der Blutungen verdoppelt hatte, rief der Krankenhelfer Bruder Philippe, die übrigen Mönche verließen das Zimmer. Als Bruder Philippe eintraf, stellte er gleich fest, dass er nichts mehr tun konnte. Der letzte Anfall war drastisch: „Das Blut floss und wir begannen, zur Jungfrau Maria zu beten. Von Schmerzen gequält und mit roten Augen versuchte Bruder Marie-Joseph, sein Gebet aufzusagen. Seine Züge waren vom Leid durchfurcht. Ich hätte nicht gedacht, dass ein Gesicht durch einen Krampf so sehr entstellt werden kann. Sein

Glaube, sein Mut und seine Aufrichtigkeit verblüfften mich. Ich fühlte mich ganz klein."

Nicht immer hinterlässt der Tod in einer Abtei dieses Gefühl von geistiger Erhabenheit. Bruder Philippe bestand darauf, dass es im Angesicht des Todes keine Gesetzmäßigkeit gebe. Im Gegenteil sei das Lebensende im Kloster stets eine Offenbarung. Wenn die schicksalsschwere Stunde naht, fallen die Mauern: Die emotionalen Knoten, alle Sorgen und Ängste lösen sich. Der Krankenbruder nimmt es auf sich, mit dem Sterbenden all dies aufzuarbeiten und ihn so ins ewige Leben zu begleiten.

Für Bruder Philippe war es nie ein Problem, sich den unterschiedlichen Temperamenten der Mönche anzupassen. Sein Bericht über die letzten Tage von Pater Franz-Xaver zeigt dies in allen Punkten überaus eindrücklich.

Der gehorsame, treue und sanfte Bruder Franz-Xaver war durch und durch Zisterzienser. Mit 95 Jahren hatte er sich noch immer seinen jugendlichen Elan behalten. Schon eine Kleinigkeit zauberte ein Lächeln auf sein Gesicht. Nie argwöhnte Bruder Franz-Xaver das Böse. Doch in den letzten Monaten versagten ihm der Friede und die Gelassenheit, die sein Herz beseelt hatten. Der Mönch hatte das Gefühl, nicht seiner Berufung entsprechend gelebt zu haben. Er dachte sogar, man würde ihn bitten, das Kloster zu verlassen. Einmal packte er nach einer Rückkehr aus dem Krankenhaus seine Koffer. Als der Abt ihn nach dem Grund für diese ungewöhnliche Handlung fragte, antwortete jener: „Ich muss gehen. Nach allem, was ich getan habe …" Den Gegenstand seiner scheinbar so sträflichen Tat wollte er nie verraten. Ein anderes Mal kam er zu Dom Olivier und erklärte: „Ich bin zu nichts mehr gut. Du kannst über mich verfügen, wie es dir beliebt." Bruder

Franz-Xaver bildete sich ein, eine unnötige Last für Cîteaux geworden zu sein. Nie hatten die Mönche ihn zuvor ängstlich erlebt. Scheinbar hat er am Ende seines Lebens einen großen geistlichen Kampf durchgemacht. Bruder Philippe denkt, dass „Gott von ihm sicher eine letzte Reinigung abverlangt hat. Unser Abt erinnert gerne daran, dass Christus selbst nicht in aller Ruhe Seinen Geist aushauchte. Vielmehr verstarb der Herr in Furcht. Eines Abends war ich in seinem Zimmer und sah, dass er sich bewegte. Bruder Franz-Xaver zeigte mit seinem Finger auf etwas, das sich hinter mir befand. Dieses Ding jagte ihm Angst ein, doch konnte er nicht definieren, was er dort sah. Ich betete an seiner Seite den Rosenkranz und nach dem Gebet war alles verschwunden. Ich habe nie die Ursache dieser Qualen verstanden. Welche Rolle spielten die psychischen Wahnvorstellungen in den Unruhen von Bruder Franz-Xaver? Wie sollen wir wissen, ob es sich um eine Halluzination oder um einen Angriff des Bösen handelte? Einige Tage später ging er in Frieden heim. Mit dem letzten Atemzug hatte er seine Ruhe und Gelassenheit wiedererlangt."

Wenn ein Bruder von dannen geht, versammeln sich die Mönche gewöhnlich und tauschen ihre Erinnerungen über den Verstorbenen aus. Die Momente, die im Gedächtnis der Ordensmänner hochkommen, sind oft schön, rührend und strahlend.

Die Geschichte von Bruder Marie, dem jüngsten leiblichen Bruder von Bruder Franz-Xaver, ist sehr anschaulich. Er erblickte als Colas des Francs das Licht der Welt, hatte einen einfachen, unverdorbenen Charakter und war sehr liebenswürdig. Die Mönche liebten ihn von Herzen. Im Leiden blieb er zäh. So hatte er den eigentümlichen Wunsch, eine Abhandlung über die Medizin der heiligen Hildegard von Bingen zu lesen, der rheinischen Mystikerin aus dem zwölften Jahrhundert.

Seine Interpretationen zu den Texten der Benediktinerin waren manchmal seltsam. Zum Beispiel beschloss er, große Mengen an rohen Brennnesseln zu essen, um gesund zu bleiben.

Der Mönch hatte einen außergewöhnlichen Sinn für den Dienst an der Gemeinschaft. Selbst als seine Kräfte ihn langsam verließen, beeilte er sich stets, den Mönchen im Rollstuhl die Kirchentüren zu öffnen. Er liebte seine Brüder mit einer reinen Liebe. Acht Tage vor Bruder Maries Tod verließ der Abt Cîteaux, um die Neugründung in Norwegen zu besuchen. Weil jener sehr erschöpft war, sagte Dom Olivier zu ihm: „Um der Liebe Gottes Willen bitte ich dich, gehe nicht in den Himmel, bevor ich von meiner Reise zurückkehre." Der Bruder kannte exakt den Tag der Rückreise. Genau in dem Moment, da Dom Olivier durch das schöne Tor der Abtei schritt, tat Bruder Marie seinen letzten Atemzug. Dies beeindruckte die Mönche stark. Wie er gelebt hatte, so schied Bruder Marie von ihnen. Geräuschlos, ungezwungen und schmerzfrei.

Unter den Kranken, um die sich Bruder Philippe gekümmert hat, nimmt Bruder Jean-Marie einen besonderen Platz ein. Er wollte die heilige Therese von Lisieux nachahmen, die gesagt hatte: „Ich sterbe nicht, ich trete ins Leben ein." Doch wie die kleine heilige Therese von Lisieux kannte auch er das Gefühl der Gottverlassenheit. Mit 80 Jahren war er ein bettlägeriger Diabetiker. Als sich der Schnitter näherte, verlor er sich in endlosen Ängsten und Zwangsvorstellungen, obwohl er früher stets ein fröhlicher und ruhiger Mönch gewesen war.

Im Krankenzimmer erzählte er Bruder Philippe von Selbstmordgedanken. Dom Olivier verstand nichts von diesen düsteren Trieben, die so überhaupt nicht zu Jean-Maries Temperament passten. Mit Leichtigkeit sprach der Mönch von seinen Qualen, doch niemand kam ihm zu Hilfe. Er konnte auch aggressiv werden. Bruder Philippe sorgte sich, dass sein Mitbruder eines Tages seine Gedanken in die Tat umsetzen werde.

Seine Verzweiflung rührte von einem Geschwür im Magen her, das die Ärzte beunruhigte. Am Ende seiner Kräfte fiel er für eine Woche ins Koma. Trotzdem bewegte er sich weiter unruhig und ließ seine Verzweiflung erahnen. Mit Hilfe einer befreundeten Psychiaterin versuchte Bruder Philippe, ihm Erleichterung zu verschaffen. Der Arzt der Gemeinschaft schlug vor, ihm Clorazepat zu spritzen. Außerdem verabreichte man ihm starke Schmerzmittel. Die Zustimmung des Bruders konnte nicht mehr eingeholt werden, da er keine Mitteilungen mehr machen konnte.

Nach einer Woche öffnete der Mönch seine Augen. Er sah den Pfleger nicht, und da er sich allein im Zimmer glaubte, rief er aus: „Mein Herr, mein Gott und mein Alles …" Daraufhin schlief er wieder ein. Am nächsten Tag brach das Geschwür durch. „Ein anderthalb Meter langer Blutstrahl schoss aus seinem Mund. Auf eine derartige Heftigkeit war ich nicht vorbereitet. Der Bruder, der mir helfen sollte, reagierte nicht auf mein verzweifeltes Glockenläuten, mit dem ich ihn zu Hilfe rief. Ohne Glauben hätte ich nicht standgehalten. Ich betete innig, hielt seinen Kopf und wischte mit einem Tuch das Blut auf."

Bruder Jean-Marie und Bruder Marie durchlebten große Schmerzen, bevor sie endgültig entschliefen. Aber im Augenblick des Todes erhellten sich ihre Blicke auf außergewöhnliche Weise: Sie waren ganz verklärt. Nie zuvor hatte Bruder Philippe solch klare Gesichter gesehen: „Jedes Wort ist zu gering, um die Reinheit auszurücken, die ihnen innewohnte. Sie waren den Weg der Läuterung im Leid gegangen. Gott war schon bei ihnen. In einer Sekunde war die Heftigkeit des Schmerzes der ewigen Freude gewichen. Immer wieder sehe ich das Strahlen ihrer Augen vor mir. Nie werde ich diese übermenschlichen Farben vergessen können."

Mit Bruder Laurent hat Bruder Philippe ebenso schwere Anfälle und ebenso erhabene Entzückungen durchlebt. Diesen hatte eine tödliche Leukämie dahingerafft, nur einen Monat nach der Diagnose war er verstorben. Das Ende seines Lebens war ein schmerzvolles Krankenbett, doch in den wenigen Wochen beklagte er sich nie. Jeden Tag musste Bruder Philippe seine Verbände erneuern: „Seine Beine, besonders seine Waden, verwandelten sich bald in geschwürartige Wunden. Täglich pflegte ich eine gute Stunde seine Füße. Er saß auf einem Sessel und ich entfernte so sanft wie möglich die Verbände vom Vortag, die trotz aller Vorsichtsmaßnahmen an seinen Verletzungen festklebten, und brachte neue an. Die Leukämie verhinderte die Erneuerung seiner Haut und auf der ganzen Oberfläche breiteten sich offene Wunden aus. Ich wusste, dass ich Bruder Laurent nicht heilen, sondern ihm nur Erleichterung verschaffen konnte. Dieses Gefühl der Ohnmacht war nur schwer zu ertragen. Auch der Arzt und der Dermatologe konnten die Nekrose nicht im Geringsten aufhalten."

Bruder Laurent sprach wenig. Bruder Philippe, der ihm die Verbände wechselte, lernte, über Blicke und Gesten mit ihm zu kommunizieren. Die Zärtlichkeit wurde dadurch nicht unterbunden. Eines Abends flüsterte der alte Mönch vor dem Zubettgehen einem Novizen zu: „In meiner Jugend war es mein sehnlichster Wunsch, Jesus am Kreuz nachzufolgen, und ich redete viel davon. Jetzt bin ich dort angekommen und schweige."

Bruder Philippe nahm allen Mut zusammen: „Eines Morgens entdeckte ich, dass Bruder Laurent alle seine Verbände entfernt hatte und dass die offenen Wunden bei der Berührung mit den Decken neu zu bluten begonnen hatten. Ich verließ kurz das Zimmer, um im Gebet meine innere Ruhe wiederzufinden. Bruder Laurent war wie alle Zisterzienser die Einsamkeit gewohnt. Mit dieser Handlung demonstrierte er seine Auflehnung gegen diese Unmenschlichkeit des letzten Lebensabschnitts."

Von Verbitterung war bei Bruder Laurent allerdings keine Spur zu finden. Den Schmerz ertrug er friedlich. Eines Morgens half Bruder Philippe ihm wie gewohnt, seine Kleider anzuziehen. Plötzlich brach jener zusammen und gab seinen Geist auf. Wie ein Engel, den man seiner zerbrechlichen Flügel beraubt hatte, fiel Bruder Laurent auf den Boden. In seinem Gesicht war ein Lächeln.

Ein rascher Tod erregt oft mehr Aufsehen als qualvolles Dahinsiechen. Pater Tarcisius hatte ein weites Herz. Seit einigen Jahren litt er unter der Parkinsonkrankheit. Eines Tages brach er auf dem Gang zusammen. Die Ordensmänner setzten ihn in einen Rollstuhl, um ihn unverzüglich in die Krankenabteilung zu bringen. Der Notdienst versuchte, ihn wiederzubeleben. Doch er war schon bei Gott.

Die Mönche versuchen, sich täglich den Tod vor Augen zu führen. Warum soll man nur im Augenblick des Heimgangs über die letzten Dinge nachdenken? Zu meinen, wir sollten den Tod nur in Krankheit und Erschöpfung betrachten, ist widersinnig.

Bruder Jérôme hatte Symptome von Alzheimer und wusste, dass er sich auf sein Lebensende vorbereiten musste, bevor ihn sein Gedächtnis verließ. Schlafend verließ er diese Welt.

Mein Herz wurde tief bewegt durch die Kraft, Großherzigkeit und Einfachheit von Bruder Philippe.

Bevor wir uns verabschiedeten, fragte ich ihn, ob er dem Gesagten noch etwas hinzufügen wolle. Noch immer höre ich seine tiefe, meditative Stimme: „Der Gedanke ans Sterben ist kein Zeichen für eine Störung. Er hilft im Gegenteil, den Sinn des Lebens zu verstehen. Wir müssen das Ende des Weges kennenlernen. Wovor sollten wir Angst haben? Unser Glaube begründet sich in der Auferstehung. Das wahre Leben finden wir nicht auf dieser Erde. Wir müssen täglich bereit sein zu sterben."

Niemand kann wissen, wie sich sein Heimgang einmal gestalten wird. Werden wir mutig sein? Ängstlich? Glücklich? Bruder Philippe vermag nicht zu beurteilen, ob er Pfarrer Jacques Hamel an Größe gleichkommen würde, wenn er diese Welt unter denselben Voraussetzungen wie jener Mann verlassen müsste, der während der heiligen Messe in Saint-Étienne-du-Rouvray ermordet wurde.[17] Ihn berührten die letzten Worte jenes Priesters: „Weiche, Satan!" Im Anblick des Todes äußern wir uns womöglich mit einer größeren Intensität, denn im Bruchteil einer Sekunde wird über Leben und Tod entschieden. Bruder Philippe liebt den Satz Christi aus dem Matthäusevangelium (10,19): „Wenn sie euch aber ausliefern, macht euch keine Sorgen, wie und was ihr reden sollt; denn es wird euch in jener Stunde eingegeben, was ihr sagen sollt."

Wie möchte der Krankenbruder von Cîteaux in der Stunde seines eigenen Hinscheidens begleitet werden? Er zweifelt nicht daran, dass die Brüder und Söhne des heiligen Bernhard, die gelitten haben, die er gepflegt hat und die schließlich in seinen Armen gestorben sind, ihn einst abholen und beruhigen werden.

„Worin kann ich den anderen noch nützlich sein?" – Wie oft hat Bruder Philippe diese Frage aus dem Mund von Ordensmännern gehört, die am Ende ihrer langen Reise gelangt waren. Für einen Mann am Schluss seines Weges mag diese Frage überraschen. Ihr ganzes Leben lang haben die Brüder gearbeitet; mit letzter Kraft wollen sie weiter dienen.

In Cîteaux gibt es eine Werkstatt für die alten Mönche. Sie stellen Rosenkränze her, die in die ganze Welt versandt werden. Drei Tage vor seinem Heimgang arbeitete ein 97-jähriger Mönch noch mit einer Hand – die andere war gelähmt. Er hat es geschafft, seinen letzten Rosenkranz zu beenden.

Als wir uns verabschiedeten, grüßte mich Bruder Philippe von der Türschwelle aus mit einem letzten Bericht: „Einmal verbrachte ein Bruder, der an Diabetes litt, eine schlaflose Nacht. Aber er strahlte. In seinem gewohnten Eifer erklärte er mir, dass er um die ganze Erde gefahren sei und überall ‚Ave Marias' gesät habe. Im Geiste, so sagte er, habe er alle Kontinente bereist und sei bis ans Ende der Welt gekommen. Vor seinen Gelübden hatte dieser Bruder die Ozeane durchquert; er war Seemann. Am nächsten Tag verließ er uns, um den ewigen Hafen anzusteuern."

Im strömenden Regen kehrte Bruder Philippe mit ruhigem Schritt zur Krankenstation zurück.

Ich betrachtete die Statue des heiligen Bernhard in der Ferne. Auch er war – wie die heutigen Mönche – mit Zweifel und Leid vertraut. Der große Zisterzienser beweinte den Tod seines Bruders Gerhard, der in Clairvaux das Amt des Cellerars innegehabt hatte. In seiner 26. Predigt über das Hohelied schilderte er seine Traurigkeit mit außergewöhnlicher Genauigkeit: „Ihr seht ja, welch treuer Begleiter auf diesem Weg, den ich ging, mich verlassen hat, wie wachsam er in seiner Sorge war, wie eifrig im Werk, wie beglückend in den Sitten. Wer könnte mir so unentbehrlich sein wie er? Wem war ich gleich teurer? Bruder war er mir dem Blute nach, im Glauben aber war er mir mehr als ein Bruder. Trauert, ihr alle, denen dies bekannt ist, über mein Los, ich bitte euch!

Ich war körperlich schwach und er stützte mich; ich war kleinmütig im Herzen und er stärkte mich; ich war träge und nachlässig und er trieb mich an; ich war achtlos und vergesslich und er mahnte mich. Wohin ist er mir entrissen worden? Wohin ist er aus meinen Händen hinweggerafft worden, ein Mensch, der eines Sinnes mit mir war, ein Mensch nach meinem Herzen? Wir haben uns im Leben geliebt; wie sollen wir im Tode getrennt sein? Bitterste Trennung! Nur Tod konnte sie bewirken, denn wann hättest du mich im Leben verlassen, solange du noch atmetest? Nein, die grausame Trennung konnte nur das Werk des Todes sein. Wer außer dem Tod, dem Feind jedes Gefühls der Freude, hätte nicht dieses so süße Band unserer wechselseitigen Liebe verschont? Das war ein Meisterstück des Todes! Einen hat er hinweggerafft, aber zwei in seiner Raserei getötet. Oder ist es nicht auch für mich der Tod? Ja, noch mehr für mich, denn unseliger als jeder Tod ist das Leben, das mir geblieben ist. Ich lebe, um lebend zu sterben, und das soll ich Leben nennen? Um wie viel milder wäre es gewesen, grausamer Tod, wenn du mich des Besitzes, nicht des Genusses des Lebens beraubt hättest! Denn ein Leben ohne Genuss ist ein besonders bitterer Tod. Schließlich wird dem unfruchtbaren Baum doppeltes Verderben bereitet: die Axt und das Feuer. Wohl weil du neidisch warst auf meine Arbeiten, hast du mir den Freund und Nächsten entfernt, durch dessen Eifer vor allem meine Mühen Früchte trugen, wenn sie es je taten.

Deshalb wäre es für mich besser gewesen, mein Leben wäre auf dem Spiel gestanden als deine Gegenwart, Gerhard, denn du hast meinen Eifer im Herrn voll Sorge angespornt, du warst mein getreuer Helfer und behutsamer Prüfer. Warum, frage ich, haben wir entweder einander geliebt oder einander verloren? Hart ist das Los, doch mein Geschick ist beklagenswert, nicht das seine! Denn wenn du, teurer Bruder, teure Menschen verloren hast, hast du doch die gewonnen, die noch teurer sind. Welche Tröstung aber erwartet mich Unseligen noch nach dir, meinem einzigen Trost? Gleich wohlgefällig war beiden die leibliche Gemeinschaft, da wir doch einträchtig waren in unseren Sitten; doch mich allein hat die Trennung verwundet. Was uns lieb war, hatten wir gemeinsam; was traurig und kläglich ist, ist allein mein Anteil. Über mich kamen die Gluten des Zornes, schwer lastet der Grimm auf mir. Beiden war die Gegenwart des anderen willkommen, süß ist die Gemeinschaft, erfreulich das Gespräch: Doch ich habe die innigen Freuden, die wir beide fühlten, verloren, du hast sie für andere eingetauscht. Und dieser Tausch bringt vielfache Belohnung."[18]

VI.

DIE KUNST EINES GUTEN TODES

Abtei Fontgombault

Die Abtei von Fontgombault hat ihr Plätzchen mitten auf dem Land, an den Ufern der Creuse und nahe der Grenze zur Provinz Berry. Felder, Wälder und Höhlen umgeben die Klostermauern. Die Bocage, jene von Hecken umsäumten Felder im Westen Frankreichs, schützen Fontgombault vor neugierigen Blicken.

Hinter der schweren Holztür des Vorbaus erstrahlt die Abteikirche in ihrem Glanz. Zum Stundengebet beeindruckt die Pilger jedes Mal die großartige schwarze Kohorte von Benediktinern, die in den Chorraum einziehen.

Der Abt Dom Jean Pateau führt mit seinem Vorgänger Dom Antoine Forgeot die langsame, feierliche Prozession an.

Fontgombault zählt zu den Orten, wo der gregorianische Gesang am erhabensten ist. Wenn die Orgel sonntags die Mönche zum Hochamt oder zur Vesper ruhig begleitet, scheinen die schönen Stimmen direkt dem Himmel zu entspringen. Feinheit, Präzision und Wohlklang dieser Musik können einen Menschen verwandeln.

In der Sommerhitze tut die kühle Frische der Kirche gut. Während des Winters jedoch kann die unerbittliche eisigfeuchte Kälte den Körper bis auf die Knochen angreifen. In den spätherbstlichen Nächten steigt die Temperatur zu früher Morgenstunde, wenn die Mönche die Matutin beten, kaum über sechs oder sieben Grad.

An diesem Mittwochmorgen prasselte der Regen peitschend auf Fontgombault. Aus dem Fenster meiner mir vom Gastpater zugewiesenen Zelle erblickte ich durchnässte Mönche, die den Hof durchquerten. Mit gesenktem Haupte hielten sie sich nicht lange auf dem schlammigen Weg auf, der zum Ehrentor führt.

Am Abend wärmte im mittelalterlichen Refektorium eine dampfende Suppe die Mönche wieder auf. Einzelne Lichtstrahlen fielen durch die hohen Fenster. Von seinem hohen Pult aus verlas der Lektor die Reden einer Papstreise. Die Stille wurde nur hin und wieder vom Klappern des Bestecks im Teller unterbrochen.

Später beruhigte die Melancholie der Komplet Geist und Gemüt. Nach dem Segen knieten sich die Mönche vor der Statue Unserer Lieben vom Guten Sterben nieder. Schon wenige Minuten nach meiner Ankunft hatte ich Dom Antoine Forgeot vor dieser Madonna beten sehen. Ein Lichtermeer von Kerzen erleuchtete Wände und Boden. Durch seine Finger waren die Perlen eines riesigen Rosenkranzes aus Hiobstränen geglitten. Ich konnte das Murmeln seiner Stimme vernehmen. Wenn ich eines Tages von seinem Tod höre, wird mir dieses Bild wieder in Erinnerung kommen. Und ich weiß, dass ich weinen werde.

In der Nacht hörte ich in der Ferne das Wasser mit aller Gewalt gegen die Staumauer schlagen. Die Mönche hatten sie an der Creuse errichtet, um ihre eigene Energie zu gewinnen. Nach dem Regen bedeckte ein dichter Nebel die Felder und Gärten der Abtei.

Gegen sieben Uhr morgens ging ich in die Abteikirche hinab. Etwa 15 Mönche feierten für sich ihre heilige Messe. An kleinen Steinaltären, die neben den Säulen nach Osten hin ausgerichtet waren, brachten sie ihre Gebete für das Erdenrund dar. Ich vernahm das leise Wispern der flüsternd gesprochenen, heiligen Worte.

Einige aufmerksame Gläubige, lateinische Sätze, andächtige Laienbrüder, Mönche, die mit den Kapuzen ihres Habits über dem Kopf langsam durch die Kirche schritten, das von der Frühlingssonne durchflutete Kirchenschiff – die Anmut von Fontgombault kannte an diesem Maimorgen keine Vergänglichkeit.

Ich wandelte durch den Kranz der Seitenkapellen um den Chorraum der Kirche, weil ich die Grabsteine der zwei ehemaligen Äbte, Dom Roy und Dom Roux, betrachten wollte. Sie befanden sich rechts und links vom Altar mit dem Allerheiligsten. Eines Tages würden Dom Forgeot und Dom Pateau sich zu ihnen gesellen. Ihre Plätze sind schon vorbereitet.

Auf dem kleinen Friedhof, der sich direkt hinter der Kirche versteckte, hoben sich die schlichten weißen Kreuze vom saftigen Gras ab. An seinem Ende führte ein kleines weißes Gatter in einen wundervollen Obstgarten mit Äpfel-, Birn- und Quittenbäumen. In der Mitte des 19. Jahrhunderts hatten Trappisten Fontgombault bewohnt. Sie mussten 1903 diesen Ort verlassen. Wenn die Benediktiner heute neue Gräber ausheben, finden sie oft Überreste der Körper und Gewänder ihrer Vorgänger.

Die lange Kette des Ordenslebens zieht sich durch die Jahrhunderte. In seinem Gedicht „An die Mönche“ schilderte Émile Verhaeren dieses grandiose Mysterium:

Ihr Mönche, aus der Gotik fromm gekommen,
Ihr Zukunftslosen in der neuen Zeit,
Die ihr die Liebe in den mystisch frommen
Quellen vom Hochmut löst und sanft erneut,
Wie schön, wie stark ist euer irdisch Schreiten,
Die ihr, den Blick der Hölle zugewandt,
Von jenen Fernen her zu unsern Zeiten
Durch der Jahrhunderte Legendenband
Stolz aufsteigt bis zu unsern Wirklichkeiten!
Der letzte Rest der toten Christenheit,
Tragt ungebeugt ihr dieses Schatten Schwere
Wie einen Königssarg auf eurem Rücken.
Ihr Mönche – Sucher edelster Schimären –
Mit Träumen, die den Tod hoch überbrücken,
Und Himmelsglanz in euren ernsten Blicken,
Ihr seid die Fackelschwinger und Begleiter
Des Gottesideals, das man begräbt.[19]

Heute vertreten zwei Persönlichkeiten die Abtei von Fontgombault. Die erste ist Dom Jean Pateau. Nachdem er 1990 in die Abtei eingetreten war, wurde er 21 Jahre später zu ihrem Abt gewählt. Dieser ruhige, lächelnde und intelligente Mann wirkte auf mich stets als die Rechtschaffenheit in Person. Sein Wahlspruch als Abt gibt seine Spiritualität wieder: „*Modo geniti infantes* – Wie neugeborene Kinder".

Um seinen Brüdern diesen Leitsatz zu erklären, beschreibt er in einem rührenden Text seine Vision vom idealen Mönchtum: „Kind zu werden erfordert eine Veränderung, Mühen und Arbeit. Diese Verwandlung ist jedoch die unverzichtbare Voraussetzung, um in die göttliche Familie aufgenommen zu werden, in Sein Heiligtum, in Sein Himmelreich. Wir beginnen das Spiel des klösterlichen Lebens. Worin besteht aber diese Kindlichkeit im Geiste? Mit einem Wort: Aus Einfachheit, Vertrauen, völliger Ergebenheit in die Hände Gottes. [...] Also ist das Ordensleben für Kinder geschaffen. Das Ordensleben ist ein Spiel, das große Spiel der Liebe. In einem Spiel gilt es, Regeln zu beachten; im Ordensleben ist das nicht anders. Das Ordensleben ist ein Spiel, das wir mit Gott spielen und mit den Menschen, die der Herr auserwählt und ins Kloster führt, mit denen, die wir unsere Brüder nennen. Das Ordensleben ist in der Tat ein Komplott in der Liebe."

In seiner Regel ermahnt der heilige Benedikt seine Söhne, den Tag des Gerichts zu fürchten, vor der Hölle zu zittern und sich nach dem ewigen Leben zu sehnen.

In Anlehnung an Ignatius von Antiochien erklärte mir Dom Jean Pateau mehrfach, dass es besser sei, gut zu sterben, als die ganze Welt zu beherrschen: „Wir Mönche wollen hier auf Erden zu Pilgern werden, die alles Vergängliche hinter sich lassen."

Der zweite Name, der eng mit Fontgombault zusammenhängt, ist Dom Forgeot. Dieser 1933 geborene Baske entschloss sich mit 20 Jahren fern seiner Heimat, der Abtei anzuschließen. Sein leiblicher Bruder Xavier war dort bereits eingetreten. Von 1977 bis 2011 war er der Abt des Klosters.

Mit schlichten Worten berichtete er von seiner Ankunft in der Provinz Berry. Wenn ich ihm zuhörte, hatte ich das Gefühl, das Klosterleben sei eine durchweg glückliche Angelegenheit. Dom Forgeot ist sich bewusst, dass er das lebende Gedächtnis der Abtei ist. Doch schwelgt er nie lange in der ihm entgegengebrachten Bewunderung über die 65 in Fontgombault verlebten Jahre. Dom Forgeot ist weise und demütig, das vollkommene Bild eines alten Mönchs, der das Ende seines Lebens erreicht hat. Er ist leicht gebückt, hat jedoch einen raschen Gang, eine wache Intelligenz und einen scharfen Blick auf die Geschehnisse in der Welt. Der emeritierte Abt sucht nicht nach beschönigenden Worten. Er beschreibt die Dinge einfach und genau.

26 Mönche sah Dom Forgeot diese Erde verlassen. Doch ihm fällt kein einziges tragisches oder schmerzliches Lebensende ein. Er erinnert sich an ruhige, friedvolle und sanfte Heimgänge.

Der Tod von Bruder Clément traf ihn jedoch hart. Dieser unscheinbare und mutige Laienbruder verbrachte sein ganzes Ordensleben in der Küche der Abtei. Seit er von Parkinson heimgesucht wurde, wohnte er in der Krankenabteilung des Klosters. Eines Morgens verspürte Bruder Clément eine leichte Müdigkeit. Der Krankenpater empfahl ihm, das Bett zu hüten und sich auszuruhen. Er sah, dass sich sein Zustand rasch verschlechterte. Dom Forgeot verlor keine Zeit, um ihn zu besuchen. Als er das Zimmer des Mitbruders betrat, atmete Clément nur noch schwach. Mühelos übergab er die Seele seinem Schöpfer.

Dom Forgeot, der jetzt noch Prior von Fontgombault war, erinnert sich mit Rührung an den alten Pater Julien. Abt Roy hatte oft zu diesem gesagt: „Du darfst nicht sterben, wenn ich nicht da bin." An einem Wintermorgen stellte der Arzt nach einer bösartigen Grippe fest, dass das Ende nahe sei. Aber Dom Jean Roy war an jenem Tag verreist. Dom Forgeot rief ihn an, um ihm die schlechte Diagnose mitzuteilen. Dom Roy bat ihn, sofort die Sterbesakramente zu spenden. Nach dem Abendessen wurde Dom Forgeot von Pater Julien gefragt, ob der Abt schon zurück sei, was Dom Forgeot verneinen musste. Mit größten Schwierigkeiten atmete er weiter und schlug sich tapfer. Nach zwei langen Stunden kehrte Dom Roy endlich zur Abtei zurück. Unverzüglich ging er hinauf zu Pater Julien, der in seiner Gegenwart verschied – ein Sterben „im Gehorsam", wie Dom Forgeot es nannte.

In der benediktinischen Tradition ist der Abt Stellvertreter Christi. Die Mönche wollen in seiner Gegenwart entschlafen.

Im November 1956 begleitete Dom Forgeot seinen leiblichen Bruder Xavier in den letzten Stunden. Jener starb im Pariser Hospital Val-de-Grâce des französischen Militärs, denn er musste auch als Mönch seinen Wehrdienst ableisten. Ein Schlaganfall fragmentierte sein Gedächtnis und er konnte sich nicht mehr mitteilen. Zwei Monate lang verbrachte Bruder Xavier Forgeot in diesem schwierigen Zustand.

Die zwei Brüder waren im Abstand von einem Jahr in Fontgombault eingetreten. Dom Forgeot hat keinen Augenblick dieser letzten Winternacht vergessen. Als sein Bruder starb, stand er mit Abt Edouard Roux an dessen Bett: „Er starb in Frieden. Ich war 23 Jahre alt, mein Bruder 25. Wir waren darauf vorbereitet. Zu jener Zeit war eine Genesung unmöglich. Wir Mönche fürchten den Tod wie eine Strafe, aber er jagt uns keine Angst ein. Er gehört zu unserer Natur. Die Hoffnung gibt uns alles. Wir haben die Gewissheit, dass der Tod die Menschen nicht voneinander trennt, die sich auf Erden geliebt haben." Sehr feinfühlig sprach Dom Forgeot über dieses schmerzhafte Ereignis seines Lebens. Nur wenige Monate zuvor hatte er seinen 49-jährigen Vater verloren.

Das Jahr 1956 war furchtbar. Dom Forgeot musste auch miterleben, wie der junge Bruder Philippe Vilain von der Erde ging. Die zwei Männer waren gemeinsam in die Abtei eingetreten und hatten am selben Tag ihre Gelübde abgelegt. Innerhalb von sechs Monaten verließen Dom Forgeot zuerst sein Kurskollege Philippe und dann sein leiblicher Bruder Xavier. Auch Bruder Philippe verschied in einem Militärkrankenhaus. In seiner Todesstunde erlebte er eine Panikattacke, doch weder Dom Forgeot noch Dom Roux konnten ihm zur Seite stehen. Die jungen Sprösslinge von Fontgombault verblassten wie der Weizen im Sommer, der an einem Gewitterabend zu Boden gedrückt wird.

Wenn der Schnitter naht, vergehen im Kloster alle Probleme und werden zweitrangig. Mönche mit einem schwierigen, ungestümen oder sehr eigenen Charakter beruhigen sich. Dom Forgeot war immer der Ansicht, diesen Symptomen Beachtung schenken zu müssen, da sie das Ende ankündigten: „Es ist sehr schön, einen Mönch zu erleben, der sich im Alter läutert. Gott ist treu und Er hilft uns, vorausgesetzt, wir lassen es zu."

Was ist der besondere Charme in Fontgombault? 1948 kam Dom Edouard Roux mit 24 Mönchen von Solesmes hier an. Die Mehrheit der Brüder waren seine ehemaligen Novizen. Immerfort herrschte in der Gemeinschaft eine große Brüderlichkeit. Sie besiedelten ein Kloster, das seit langer Zeit der Jungfrau Maria geweiht war: „Maria beschützt uns", erklärte mir Dom Forgeot. „Mit besonderer Sorgfalt wacht sie über die Eintracht des Klosters. In seinem Zivilleben konnte der Mönch sich seine Freunde selbst aussuchen. Doch in einer Abtei werden ihm seine Gefährten von Gott zur Seite gestellt. Dennoch geriet die Einheit in Fontgombault binnen 70 Jahren niemals ins Wanken. Dieser Friede ist tragender Grund der inneren Freude unserer Mönche in ihrer letzten Stunde. Dabei möchte ich daran erinnern, dass wir in unserem Haus eine Muttergottesstatue besitzen, die wir Unsere Liebe Frau vom Guten Sterben nennen."

Diese majestätische, gut ein Meter hohe Kalksteinmadonna aus dem zwölften Jahrhundert trägt das göttliche Kind auf ihrem Schoß, wie es die romanischen Bildhauer gerne darstellten. Sie birgt eine erstaunliche Geschichte. Infolge des verwickelten Komturei-Systems hatten die Mönche in der Mitte des 18. Jahrhunderts diesen Ort verlassen müssen. Das Kloster wurde in der Revolution verstaatlicht und als Kirchengut verkauft; die kirchlichen Gebäude wurden zu einem Steinbruch gemacht. Skrupellos schrieb George Sand folgendes Graffiti auf die Säulen des Heiligtums: „*Numquam Deo*! – Nie mehr soll sie Gott gehören!"

In jener Zeit wollte sich ein Frevler an die Statue heranmachen, um sie zu schänden. Das kam ihm übel zu stehen: Er stürzte heftig, starb jedoch kurz darauf voller Reue. Von jenem Tag an wurde die Madonna unter dem Titel Unsere Liebe Frau vom Guten Sterben angerufen.

Heute kommen die Mönche täglich und beten zu ihren Füßen für die Kranken und Sterbenden.

Dom Fogeot stellt die hingebungsvolle Arbeit der Ärzte nicht infrage. Doch seiner Meinung nach drohen die neuesten medizinischen Errungenschaften, den Tod zu beschleunigen. Die Überdosis an Schmerzmitteln versetzt die Kranken in einen vernebelten Zustand, der sie vom Erleben des entscheidendsten Augenblicks abschneidet: „Der Krankenhausaufenthalt wird zu einer gefährlichen Angelegenheit. Muss man um jeden Preis heilen? Die Antwort der Mönche ist einfach: Die Männer Gottes wollen den Tod nicht beschleunigen. Sie haben ihr ganzes Leben darum gebetet, diesen letzten Augenblick in vollem Bewusstsein zu erleben. Wenn ich meinem Nachfolger einen Rat erteilen müsste, würde ich ihm empfehlen, achtsam und besonnen vorzugehen. Die Krankenhäuser müssen Orte bleiben, in denen wir sicher sind. Gewiss rettet die Medizin

Leben. Aber wir müssen uns vor ideologischen Kurzschlüssen in Acht nehmen."

Täglich betet der emeritierte Abt das Gebet des heiligen Papstes Pius X. für Sterbende:

„O Jesus, ich bete deinen letzten Atemzug an und bitte Dich, Du mögest einst meinen letzten aufnehmen. Ich weiß nicht, ob ich in der Stunde meines Heimgangs den Verstand noch frei gebrauchen kann. So opfere ich Dir schon jetzt all die Ängste und Schmerzen meines Lebensendes auf. Schon jetzt nehme ich den Tod, wie er auch nach Deinem Willen mich treffen mag, mit all seinen Ängsten, Peinen und Schmerzen aus Deiner Hand ergeben und willig an. Du bist mein Vater und mein Erlöser. In Deine Hände lege ich meinen Geist. Ich möchte im letzten Augenblick mit Deinem Tod vereint sein und der letzte Schlag meines Herzens soll ein reiner Akt der Liebe zu Dir sein. Amen."

Unter den Todesfällen, derer sich Dom Forgeot entsinnen kann, blieb ihm besonders das Dahinscheiden seines ersten Abtes im Gedächtnis. Pater Edouard Roux verstarb 1962 im Alter von 70 Jahren. Die Grippe wütete in der Gegend und zwang mehrere Mönche ins Bett. Auch der Abt hatte sich angesteckt, doch schien er zuerst der Epidemie gegenüber resistenter zu sein als die anderen. Eines Nachts stellte der Pfleger mit großer Sorge fest, dass er hohes Fieber hatte. Der Dorfarzt hatte das Unglück nicht kommen sehen. Am folgenden Tag starb Dom Roux, als gerade die Glocke zum Angelus am Fest des heiligen Josefs läutete. Ihm blieb gerade noch Zeit, die Letzte Ölung zu empfangen.

Der Heimgang von Dom Roy gestaltete sich tragischer. Er starb 1977 mit 56 Jahren unversehens an einem Herzinfarkt, als er sich gerade bei einem Kongress der Benediktineräbte in Rom befand. Eines Morgens brach er vor seiner Zimmertür zusammen. Eine Krankenschwester versuchte, ihn zu reanimieren, doch wenige Minuten später verschied er.

Die Gemeinschaft war traurig und ratlos. Der Leichenwagen, der seinen Körper zurück nach Fontgombault brachte, machte in den zwei von ihm gegründeten Abteien Station: in Gricigliano in der Toscana und in Randol in den Bergen der Auvergne. Dom Forgeot ist überzeugt, dass Dom Roy seine letzte Stunde vorausgeahnt hatte: In seinen Unterlagen fanden die Mönche ein frisch abgeschriebenes Gebet über den Tod. Im Jahr 1976 wollte der Abt einen Architekten rufen lassen, der sein Grab vorbereiten sollte. Der Bitte nachkommend, hatte der Privatsekretär einen Brief verfasst, in dem er hinzufügte, dass keine Eile bestehe. Als Dom Roy den Text noch einmal durchlas, notierte er am Rand: „Was weiß er schon?“ Eines Abends vertraute er Dom Forgeot an, dass seine Tage gezählt seien, obwohl die letzte Herzuntersuchung kurz zuvor nichts Außergewöhnliches ergeben hatte. Dom Forgeot wird seinen Vorgänger nie vergessen: „Er war wunderbar, mutig und aufrichtig. Was wir heute sind, verdanken wir ihm.“

Fontgombault hat das Glück, zu seinen Mönchen einen eigenen Arzt zu zählen. Seit 1984 ist Dom Damien Thevenin für die Krankenabteilung verantwortlich. Er war fertig ausgebildeter Radiologe und trat im Dezember 1977 nur zwei Tage nach der Verteidigung seiner Doktorarbeit ins Kloster ein. Der eben erst examinierte Arzt kehrte der Welt den Rücken, ohne jemals wieder an die Karriere zu denken, die er hinter sich ließ.

Dom Thevenin ist verblüfft, wie sich die Gesichter der heutigen Toten von denen früher unterscheiden: „Die Mönche sind Kinder ihrer Zeit, sie sind besser gepflegt als ihre Vorgänger. Mit Krankheiten, die früher rasch zum Tod führten, kann man heutzutage oft noch lange leben. Ein merkwürdiges Novum besteht in der Verweigerung, dem Tod ins Auge zu schauen. Wir wollen ihn vergessen – und jeglichen Schmerz und Schrecken verhindern, den er mit sich bringt."

Für einen Mönch sollte der Heimgang freiwillige Hingabe sein. Er ist der letzte Akt des Lebens und zugleich der erste im Abenteuer der Ewigkeit. Dieses Opfer muss bewusst vollzogen werden. Von dieser Warte aus meint man in Fontgombault, dass die tiefe und andauernde Schmerzdämpfung, wie es das Leonetti-Claeys-Gesetz vorsieht, inakzeptabel und unmoralisch ist. Die Gemeinschaft betrachtet es zwar als legitim, Personen im Endstadium einer kurzen Sedierung zu unterziehen, um eine schwierige Zeit durchzustehen, oder schier unerträgliche Ängste, wie sie ein Kranker mit Atembeschwerden kennt, zu beruhigen. Eine tiefe und andauernde Sedierung, mit der die Einstellung von Ernährung und Wasserzufuhr einhergeht, wie es das Gesetz empfiehlt, vertreten sie jedoch nicht: Es handelt sich um eine Form von Euthanasie, was selbst die euphemistische Formulierung nicht verschleiern kann.

2000 hatte ein 84-jähriger Bruder Magenkrebs. Nach der Operation, die den Tumor beseitigen sollte, fiel er ins Koma. Der Mönch wurde künstlich beatmet, doch er reagierte auf die Ansprache seiner Brüder. Er erkannte genau seine Besucher. Ohne Dom Thevenin zu informieren, beschloss ein Anästhesist jedoch, die Maschine abzuschalten. Der Ordensmann starb. Die Mönche hatten den ausdrücklichen Wunsch geäußert, beim Verscheiden ihres Bruders dabei zu sein. Offensichtlich ging es hier nur darum, sich eines hoffnungslosen Falles frühzeitig zu entledigen, der den Pflegedienst überbeanspruchte. Auch der Chirurg war nicht über die Entscheidung in Kenntnis gesetzt worden. Fontgombault brachte seine Wut und seine Trauer zum Ausdruck. Seitdem sind die Mönche wachsamer. Mit Argwohn betrachten sie die von den Krankenkassen bereitgestellten Patientenverfügungen.

Dom Thevenin begleitete etwa 20 Mönche in ihren letzten Stunden. Bei keinem wurde er Zeuge von nennenswerten Ängsten. Die Mönche waren ernst und ruhig. Man könnte sagen, dass sie stufenweise, von ihren Mitbrüdern im Gebet begleitet, diese Welt verlassen. Wenn ein Mönch nicht von den anderen abhängig wird, verändert sich die Toleranzschwelle. Er nimmt alles an, was Gott ihm schickt, auch wenn dies vor einigen Wochen vielleicht noch unmöglich erschien.

Mag das unmittelbare Bewusstsein auch abnehmen, ist Dom Forgeot dennoch davon überzeugt, dass „der Sinn für das Gebet bis zur letzten Minute wach bleibt. Das Gebet ist die Hingabe in Gottes Hände. Wie könnte es genau in dem Augenblick aufhören, da Seine Ankunft bevorsteht? Ein Kranker mit Gehirntumor kann keinen Rosenkranz mehr beten. Doch der Wille, im Inneren ganz bei Maria zu sein, kann sich nicht verändern. Die äußere Form von Betrachtung und Kontemplation erfahren einen Wandel, ihr innerer Gehalt bleibt derselbe. Auch der Mönch im Koma lebt fortwährend mit Gott. Im Mittelpunkt seines Lebens steht das Geheimnis von Tod und Auferstehung."

Natürlich gewinnt der Krankenpater den Pflegebedürftigen lieb. Die Verbindung kann sehr stark werden, wovor er sich jedoch in Acht nehmen sollte. Manchmal muss er auch Strenge zeigen können, wenn z. B. ein Mönch sich weigert, seine Medikamente einzunehmen: „Der heilige Benedikt ruft die Pfleger zu Weitherzigkeit und großer Geduld auf. Dabei setzt er eine übernatürliche Motivation voraus: In seinen kranken Brüdern soll der Krankenpater Christus sehen und daher Ihm dienen. Die Kranken wissen umgekehrt, dass ihnen zur Ehre Gottes gedient wird. Sie sollen ihren Pflegern die Arbeit nicht durch banale Forderungen erschweren. Der Mönch, der für die Kranken verantwortlich ist, ist kein Bediensteter. Die Kraft des Gebets, in dem ein Mönch sein ganzes Leben verbringt, beeinflusst die Art und Weise, wie er über Tod und Alter spricht", berichtet Dom Thevenin.

Ein bettlägeriger Mönch behält oft die Haltung eines guten Ordensmanns: Er sucht seinen Rosenkranz, erinnert sich an Gebete. Die klösterliche Ausbildung dauert fort. Wie der Mönch gelebt hat, so stirbt er. Er sucht sich weder seine Krankheit noch sein Leid aus, doch der Tod spiegelt immer sein Leben wider. Dom Forgeot meint: „Je intensiver das geistliche Leben ist, desto größer ist die Vertrautheit mit dem Jenseits und desto leichter ist das Sterben. Doch auch ein Verbrecher, der im letzten Augenblick Reue erweckt, wird in Frieden scheiden."

Das Lebensende möchte vorbereitet werden. In der Allerheiligenlitanei bitten wir: „Von einem plötzlichen Tode – Herr, befreie uns." Als die Medizin noch nicht so weit fortgeschritten war, konnte der Tod schnell und schmerzhaft sein. Der Mönch musste sich sein Ende vor Augen halten und sich darauf vorbereiten. „Wir wissen alle, dass wir einmal sterben werden. Dementsprechend sollten wir unser Leben führen", mahnt Dom Forgeot.

Früher wurde der Mönch bei seiner Profess, als er ausgestreckt auf dem Boden lag, mit einem Totentuch bedeckt. Dies versinnbildlichte sein Sterben für die Welt und den Beginn eines neuen Lebens. Dom Guéranger hatte diese Handhabung beibehalten, obwohl er sie für ein Schauspiel hielt. Sie kam außer Gebrauch, weil das Leichentuch sich als zu kurz erwies, als es einmal sieben Benediktiner bedecken sollte, die am selben Tag ihre Gelübde ablegten!

Der Krankenpater von Fontgombault ist immer in der Nähe der Mönche, die im Sterben liegen. Als Arzt erkennt er leicht das nahende Ende. Unregelmäßige Atmung, schwacher Puls und ein fahles Gesicht täuschen nie. So wird der Abt gerufen; manchmal kann auch die ganze Gemeinschaft (also rund 60 Mönche) versammelt werden. Gemeinsam hören sie das Sterbegebet: „Mache dich auf den Weg, Bruder in Christus, im Namen Gottes, des allmächtigen Vaters, der dich erschaffen hat; im Namen Jesu Christi, des Sohnes des lebendigen Gottes, der für dich gelitten hat; [...] Heute noch sei dir im Frieden deine Stätte bereitet, deine Wohnung bei Gott im heiligen Zion."

Der Krankenpater ist für die Leichenwäsche zuständig, was nicht immer leicht für ihn ist. Zuerst entkleidet er den Verstorbenen. Der Todeskampf kann große Schweißausbrüche verursacht haben. In einigen Fällen legt Dom Thevenin den Leichnam auf eine Bahre, um ihn abzuduschen. Anschließend muss der Tote meist rasiert werden.

Bei den Mönchen besteht für die Verstorbenen ein Recht auf größte Nächstenliebe. Dom Pateau stimmte diesem Grundsatz völlig zu und erklärte: „Die Pflege der toten Körper zielt nicht so sehr auf die leibliche Hülle als vielmehr auf die Erinnerung an die Person ab. Der Respekt vor der Mönchsleiche zeigt, dass es sich nicht einfach um einen Zellhaufen handelt. Die Seele ist entwichen; aber Leib und Knochen haben das Recht, von uns mit Aufmerksamkeit bedacht zu werden, die wir mit dem Verschiedenen gelebt haben. Respektvoll bewahren wir die Gegenstände auf, die dem Verstorbenen gehörten. Eine Uhr, ein Gewand, ein Notizbuch werden für uns kostbar;

auch der Körper ist für uns ein Schatz. Hierbei geht es allerdings nicht darum, den Tod zu verkleiden, damit er harmlos und lustig erscheint. Dies wäre eine Karnevalsveranstaltung, die den Verstorbenen zu einer Fastnachtspuppe werden lässt. Der heimgegangene Mönch, aufgebahrt in seinem Bett, bildet den Mittelpunkt unserer Aufmerksamkeit. Er erinnert an einen geliebten Bruder. Der Leichnam lädt uns ein, der Seele zu gedenken."

Dom Thevenin lässt mindestens eine Stunde verrinnen, bevor er mit der Versorgung des Toten beginnt. Er hält diese Zeit der Ruhe für sinnvoll. Dann wird der Mönch mit der schwarzen Kukulle bekleidet; falls er Priester war, wird die Stola darübergelegt. Die Vergangenheit jedes Menschen kennt Licht- und Schattenseiten. Doch der Friede, der sich nach dem Verscheiden einstellt, ist beeindruckend.

Einen besonderen Stellenwert bei den Mönchen hat die Totenwache. Das Gespräch mit der Seele des Verstorbenen ist ein geistliches Abschiednehmen. Besonders für den Krankenpater stellt der Heimgang eine kleine Erlösung dar; für den Arzt kehrt wieder eine gewisse Ruhe ein. Gott fordert seine Rechte. Nun ist Freude angebracht.

Dom Forgeot erinnert sich an Bruder François, den ersten Neueintritt, den die Mauern von Fontgombault seit der Rückkehr der Mönche gesehen hatten. Im Oktober 1991 erwischte ihn eine schlimme Grippe. Eines Abends kam der Abt zu ihm, um ihm den Segen der Komplet zu erteilen: „Bruder François, was tust du?" Der Mönch antwortete: „Ich bete für unseren Erzbischof von Bourges, wie es mir der Novizenmeister aufgetragen hat." In der Tat befand sich Monsignore Pierre Plateau mit einer ansteckenden Krankheit im Hospital Val-de-Grâce. Die Ärzte hatten ihn schon aufgegeben. Der Zustand von Bruder François verschlechterte sich weiter. Der Rettungswagen wurde gerufen, um ihn ins Krankenhaus zu bringen. Als er durch das Portal der Abtei fuhr, tat Bruder François seinen letzten Atemzug. Es war genau zu der Stunde, in der er seit 43 Jahren täglich auf den Knien vor Unserer Lieben Frau vom Guten Sterben gebetet hatte. Eine Woche später erholte sich Monsignore Plateau. Die Ärzte konnten sich die Ursache für seine außergewöhnliche Heilung nicht erklären. Zwei Monate später kam er tief bewegt nach Fontgombault, um am Grab von Bruder François zu beten und zu danken.

Haben die alten Mönche Angst vor dem Tod? Manchmal hängen sie an ihrem leicht und träge gewordenen Leben. Die Todesfurcht resultiert aus der Angst vor dem Unbekannten. Dom Delatte denkt, dass es nur wenige gibt, welche die Welt verlassen wollen. Selbst wenn das Segel unseres Lebens schon ganz zerrissen ist, versuchen wir immer noch, es an den letzten Fetzen zusammenzuhalten. Nur selten bitten die Menschen Gott, das letzte Fädchen durchzuschneiden.

Der heilige Franz von Sales sprach vom „höchsten Gipfel der Seele“. Der persönliche Dialog zwischen dem einzelnen Mönch und Gott bleibt ein Geheimnis, das niemanden etwas angeht. Gott gewährt den Menschen viele verschiedene Wege. Eines Tages vertraute ein Benediktiner dem Abt Dom Pateau an, dass er sich seit seinem 14. Lebensjahr immer wieder zum Selbstmord gedrängt fühle. Er war ins Kloster eingetreten und lebt dort noch heute. Der Mönch verglich diese Momente mit einem Gefangenen, der in einer von allen Seiten verschlossenen Kiste sitzt und dem der Tod als einziger Ausweg erscheint.

Ein Abt kann keine Seele zu etwas zwingen. Die psychische Ebene entspricht nicht der geistlichen. Er kann die leidenden Brüder zwar begleiten, muss aber Gott die Intimität ihres

Glaubens überlassen, was für Dom Pateau auch eine Form des Dienens darstellt.

Der Abt von Fontgombault legt darauf Wert, die Seinen vor dem „beunruhigenden Ausmaß unserer modernen Gesellschaft“ zu schützen. Als Beispiel dient ihm die Aufgabe des Cellerars, der sich in einer Abtei um das praktische Leben und die materiellen Beziehungen nach außen kümmert. Im Mittelalter war er für den Vorrat im Keller, für die Lebensmittel und die Ausgaben der Gemeinschaft zuständig. „Heute“, sagt der Abt, „ist diese Verwaltungsaufgabe um einiges schwieriger. Die Komplexität der Wirtschaft und die Informatik haben vieles verändert.“

Dom Pateau fragt sich manchmal, ob der Mensch noch die Zeit hat zu sterben. Die Beschleunigung des Lebens durch die Technik stellt bis zum letzten Augenblick alles auf den Kopf. Gott muss uns zwingen, dass wir uns die Zeit nehmen: „Er sagt: ‚Jetzt reichts‘, auch wenn der Mensch gerne antworten würde: ‚Ich habe keine Zeit.‘ Wir wären bereit, den Höhepunkt unseres Lebens zu verpassen. Der Mensch ist zum Sklaven geworden; er hat weder für sich selbst noch für Gott Zeit. Dieser Mangel ist grausam. Niemand hat Zeit zu sterben, ja, wir verfügen nicht einmal mehr über Zeit, um zu leben. Der Mönch jedoch verliert freiwillig seine ganze Zeit für Gott. Das Leben im Kloster ist von Glück erfüllt – ebenso ist es das Sterben im Kloster.“

Dom Pateau sieht die Antwort auf den modernen Egoismus in der geistlichen Kindlichkeit. Fern von jeglicher Naivität und Schwachheit, verlangt diese Haltung eine wahre Willensanstrengung.

Die Einfachheit im Sterben der Mönche bewegt den Abt. Er ist sich der Einheit des irdischen und des himmlischen Fontgombault sicher – es gibt keine Trennung. In seinen *Aufzeich-*

nungen über das geistliche Leben schrieb Dom Paul Delatte: „Das Einzige, was wir tun müssen, um das irdische Ordensleben zu beenden, ist eine außergewöhnliche, aber ehrenwerte Tat: Wir treten ein in das Ordensleben der Ewigkeit, wir legen unsere Ewigen Gelübde ab, die ‚Tod' heißen und zugleich zum Leben rufen. Erst dann beginnen wir wahrhaft zu leben. Das ist kein Paradox, auch wenn sich unser Verstand damit schwertut."

Für den Mönch geht das Eigentliche des Lebens nach dem Tod weiter.

Gerne sprechen die Brüder von Fontgombault von der Einwilligung der Seele im Augenblick des Todes. In dem abgenutzten und von Schmerz gezeichneten Leib kann sie nicht mehr für andere vernehmlich zum Ausdruck gebracht werden. Ein Funke kann nicht mehr leuchten, wenn das Feuer erlischt. Das Ende des Weges ist erreicht, der Kranke darf gehen. Seine Brüder sind bei ihm.

VII.

WIE SOLLEN WIR UNS VERABSCHIEDEN?

Abtei Mondaye

Was sind mir diese Berge ein Entzücken,
Die sich erheben hoch zum Himmelsthrone,
In ihrer Anmut gleichen einer edlen Krone,
Statt einem Haupt sie schöne Länder schmücken.[20]

Mit diesen Versen brachte Racine seine Bewunderung über das Tal von Chevreuse zum Ausdruck, das er von der Burg La Madeleine aus erblickte, und über die Ländereien seiner geliebten Abtei von Port-Royal. Sie könnten wohl den Kanonikern von Mondaye in den Sinn kommen, wenn sie sich auf einen Spaziergang über die Höhen des Bessin begeben, über den Weg von Jahouët, der durch weite Landschaften bis hin zum Ärmelkanal und zum Helmdach der Kathedrale von Bayeux führt.

Saint-Martin de Mondaye liegt verloren in der Landschaft. Das Anwesen der Prämonstratenser am Ausgang des kleinen Dorfes strahlt Harmonie, Einfachheit und Strenge zugleich aus.

Inmitten dieser ländlichen Gegend, die noch vom Hahnenschrei geweckt wird, ist die Zeit stehen geblieben. Das Rathaus neben der Grundschule *Troisième République*, die schlichten

Häuser, der alte Friedhof und das schöne Schloss liefern ein malerisches, bukolisches Bild.

Alles wird von der Kirche der Kanoniker mit ihrer Kuppel dominiert. Sie veranschaulicht die Grundsätze der Gegenreformation.

Gewaltige Gemälde, zahlreiche Heiligenstatuen, die Sakramentskapelle ganz aus Marmor-Imitation, Abtsgräber versehen mit großen, schwarzen oder grauen Steinplatten, Holzvertäfelungen und kunstvoll geschnitzte Chorstühle, klare Fenster, welche das Licht der Normandie durchbricht – das ist das Bühnenbild, auf dem sich das Stundengebet und die heilige Messe der Kanoniker vom heiligen Norbert abspielen.

Der reine, klassische Stil des Architekten Eustache Restout fiel dem bürgerlichen Geschmack eines ängstlich-frömmlerischen 19. Jahrhunderts zum Opfer. Dennoch wirkt diese Kirche mit ihrer veralteten Ausschmückung angenehm und persönlich. Der romantische Charme des Ortes sagt nicht die ganze Wahrheit über diese Abtei aus, denn die eigentliche Ausstrahlung entspringt der Einfachheit der Gemeinschaft.

An einem Sonntagabend im Mai kam ich in die Abtei. Bei meiner Ankunft beendeten die Brüder gerade die Vesper. Die Liturgie war feierlich und nüchtern.

Vor dem Abendessen konnte ich den schönen Bauernhof mit seinem gewaltigen Pavillon gegenüber der Abtei betrachten. Das Quaken der Frösche im großen Teich schien den jungen Ordensmann nicht zu stören, der sich im Gebet versunken um die Blumen kümmerte.

Drei Tage beobachtete ich voller Bewunderung diese Kanoniker, die unaufhörlich für Gott arbeiteten. Sie kamen und gingen und ließen dabei nicht das kleinste Zeichen von Erschöpfung erkennen.

Der Kreuzgang mit seinen Glaswänden, der Kapitelsaal mit den großen Gemälden eines Schülers von Maurice Denis, die reiche und prunkvolle Bibliothek mit 60.000 Bänden – eine schöne Anlage, wo die Brüder sich von der Härte des Kanonikerlebens nach der Regel des heiligen Augustinus erholen können. Denn zu den Aufgaben des alltäglichen Klosterlebens kommen die Pastoral und Seelsorge in den Pfarreien hinzu.

Vom Refektorium aus erblickte ich durch die schönen Fenster den alten Friedhof der Ordensmänner, die vor dem Exil gestorben waren. Er lag abseits von der Abtei, verlassen auf der anderen Seite des Parks.

Vor der Fassade, die zu den Gärten führte, stand in der Mitte einer großen Rasenfläche ein Steinkreuz. Die Trappistinnen, die das Kloster während der Restauration für kurze Zeit besiedelten, hatten es errichtet. Nun schien es die Kanoniker zu beschützen.

Als ich in die Kirche zurückkehrte, wurde mein Blick von einem Grabstein angezogen, der jünger als die anderen war. Davor stand ein Strauß mit Wiesenblumen. In den Stein waren folgende Buchstaben gemeißelt:

HIC IACET
RR.DD. IOEL HOUQUE
QUI NOVEM PRAEFUIT ANNOS
HUIC ECCLESIAE
MMIV-MMXIII
CARUIT VIRIBUS HAUD VIRTUTIBUS
OBIIT DIE XXV MARTII A.D. MMXV
AETATIS SUAE AN. LXIX

„Hier ruht der hochwürdigste Pater Joël Houque, der neun Jahre lang diese Kirche leitete (2004–2013). Die Kräfte versagten ihm, nicht aber sein Mut. Er starb am 25. März 2015 im Alter von 69 Jahren."

Aus den begeisterten Berichten von Pater Emmanuel-Marie von der Abtei Lagrasse wusste ich schon einiges über das Leben von Pater Joël. Nach dessen Tod hatten die Kanoniker ein Sterbebildchen gedruckt. Auf dem Foto strahlte der 47. Abt von Mondaye in einem breiten Lächeln. Seine von Krankheit gezeichneten Züge, seine lächelnden und melancholischen Augen zeigten einen Ordensmann, den das Leben nicht verschont hatte: „Joël Houque wurde am 8. Februar 1946 in Maisnil im flandrischen Gebiet von Weppes geboren. Nach einem erfolgreichen Studium an der Handelshochschule von Paris trat er am 6. August 1969 in die Abtei Mondaye ein. Er war Kooperator in Laos, später Lehrer am Institut Lemonnier in Caen. Seine Ewige Profess legte er am 28. August 1981 ab und wurde am 24. April 1983 zum Priester geweiht. In der Abtei war er Ökonom und Novizenmeister (1984), Superior (1986), Prior (1988–1999) sowie Pfarrer von Saint-Paul du Vernay. Rückhaltlos widmete er sich dem Dienst an seinen Brüdern und behielt stets einen großen pastoralen Eifer. Mit großer Liebe lehrte, predigte und feierte er die Heilige Messe. Nach seiner Zeit als Prior von Conques (2001–2004) wurde er Administrator und schließlich Abt von Mondaye (2004–2013). Seine Abtszeit war geprägt von innerer Freude, vielen Berufungen und Verschönerungen des Klosters. Nachdem er aus gesundheitlichen Gründen zurückgetreten war, diente er noch ein Jahr in der Abtei von Frigolet in der Provence. Dann kehrte er nach Mondaye zurück, wo er am 25. März 2015, dem Hochfest der Verkündigung des Herrn, starb."

Pater Joël hatte ein großes Herz, eine ängstliche Natur, doch sein besonderes Charisma war die Demut. Er wollte seinen Brüdern und den Menschen dienen. Er war ungeduldig, pragmatisch und lebendig; sein Elan und seine Güte beeindruckten seine Freunde. Obwohl er auf andere großen Eindruck machte, nahm er sich selbst nicht wichtig. Über sich selbst sagte er gern eine eigentümliche Maxime, die ihm irgendwann in den Sinn gekommen war: „Ein bunter Vogel gefällt nicht aller Welt."

Pater Joël sprach oft über den Tod. 1990 hatte die Krankheit zum ersten Mal an seine Tür gepocht: Bei einer Blutspende hatte der Arzt eine langsam fortschreitende Leukämie entdeckt. Pater Joël war sich darüber im Klaren; er wusste, dass er früher zu Gott gehen werde als seine Freunde. Zu Beginn seiner Abtszeit grübelte er so viel über seine Krankheit, dass sie sein einziges Gesprächsthema wurde. Er wollte alles über die Symptome und die Behandlung seines Krebses wissen. Selbst auf Internetforen war er aktiv.

2000 begann Pater Joël mit einer Chemotherapie. Tagsüber ging er ins Krankenhaus von Caen, was ihn erschöpfte, doch die Behandlung verschaffte ihm echte Erleichterung. 2006 wählten ihn seine Brüder zum Abt, obwohl sie seinen Gesundheitszustand kannten. Diese unglaubliche Entscheidung grenzte an Torheit. Ungeachtet seines Krebses dachten die Kanoniker, er sei der Mann, den Mondaye gerade brauche. Nach seiner Abtsweihe sagte er den schönen Satz: „Das Vertrauen, das mir die Brüder entgegengebracht haben, ist ein Zeichen der Hoffnung. Es weist uns darauf hin, dass man nicht auf seine Krankheit reduziert werden kann."

Pater Joëls Amtszeit dauerte neun Jahre.

2007 begann er eine zweite Chemotherapie, deren Wirkung jedoch nicht lange anhielt. Die Krankheit hatte ihre Aggressivität gesteigert. Der Umfang des Amtes beeinträchtigte Pater Joëls Gesundheit. Ein Abt muss seine Gemeinschaft anleiten und mitreißen können. Wie kann aber einer die Seilschaft führen, wenn ihm selbst der Sauerstoff fehlt?

2010 wurde Bruder François-Marie Humann zum Prior ernannt. Seine Aufgabe bestand darin, Pater Joël zu unterstützen. Dieser Diplomlandwirt war 1970 in einer großen Familie geboren worden, die seit Jahrhunderten in dieser Gegend verwurzelt ist. Im Laufe der Zeit wurde der junge Kanoniker zum geistlichen Erben von Pater Joël. Trotz seiner Schmerzen tat der Abt alles, um seinem Gehilfen das Beste mitzugeben. Er bereitete ihm den Weg.

Nach und nach führte die Behandlung ein heftiges und schmerzhaftes Lungenemphysem herbei. Diese Krankheit löste eine schrittweise Zerstörung der Lungenbläschen und der pulmonalen Blutgefäße aus. Pater Joël musste eine Atemhilfe akzeptieren. In der ersten Zeit wurde ein Sauerstoffgerät in seinem Zimmer aufgestellt, dann entschied er sich, die Sauerstoffflasche in einem Schultergurt bei sich zu tragen. Bis in die Kirche musste er diese Maschine überallhin mitnehmen, was ihn seinen Krebs nie vergessen ließ.

Die Kanoniker bewunderten seine Tapferkeit. Trotz der Grausamkeit seiner Krankheit klagte er nie. Unablässig fuhr er durch ganz Frankreich, um seine Priorate zu besuchen. Er begann sogar, seine Reisen nach barrierefreien Einrichtungen und Aufzügen zu planen, um sich nicht zu sehr zu verausgaben.

Doch seine Atemnot verursachte eine chronische Müdigkeit. Selbst in den Ruhezeiten konnte er sich nicht mehr erholen. So wurde sein Rücktritt unabwendbar. Pater François-Marie stand ihm in dieser schweren Zeit zur Seite. Auf die Wahl der Brüder hin trat jener am 15. Oktober 2013 seine Nachfolge an.

Sechs Monate lang verbrachte Pater Joël in der Abtei von Frigolet in der Nähe von Tarascon. Dort suchte er nach Zukunftslösungen für das Haus in Südfrankreich.

Jede Woche schickte er den Kanonikern von Mondaye einen Brief. Am 15. Februar 2015 schrieb Pater Joël: „Geliebte Brüder, am Donnerstag war ich im Krankenhaus von Avignon, um Dr. Slama, den Chefarzt der Hämatologie, zu treffen. Er ist etwa vierzig Jahre alt und voller Energie. Er erklärte mir, dass noch andere Behandlungen möglich seien und dass er mich nach weiteren Untersuchungen Anfang März einer neuen Chemotherapie unterziehen möchte. Doch in der Tat überfällt mich nun sehr häufig diese große Müdigkeit."

Das letzte Schreiben vom 8. März zeigt uns einen Kämpfer, der sich bis zum Äußersten verausgabt: „Geliebte Brüder, die letzte Woche habe ich in meinem Schlaf-Arbeits-Andachts-Zimmer verbracht. Heute Morgen ging ich hinab zur heiligen Messe mit Monsignore Dufour, in der auch eine Gruppe von Roma gefirmt wurde. Ich bin gesundheitlich sehr geschwächt und hoffe, dass die nächste Woche besser wird und ich mal ein wenig durchatmen kann. Denn mein Lebensgeist schwindet." Dies war der letzte Satz, den er an seine Brüder schrieb. Pater Joël hatte keine Angst vor dem Tod, aber davor, übel zu sterben. Er wusste, dass sein Leben auf tragische Weise enden konnte: in einem brutalen Erstickungsanfall. Seine Lungenprobleme wurden für ihn eine Zwangsvorstellung. Darüber zu sprechen, war für ihn eine Möglichkeit, die Furcht zu vertreiben.

Während der letzten Woche in seiner riesigen Abtei war er so müde, dass er die Gäste im Bett empfangen musste. Auch Pater Emmanuel-Marie kam ihn besuchen. Er war bewegt von der Beherztheit des Kranken. Zurück in der Abtei Lagrasse, rief er sofort Pater François-Marie an, um ihn über den Ernst der Lage zu unterrichten. Jener überzeugte Pater Joël, nach

Mondaye zurückzukehren und sich zu erholen. Am 17. März 2015 kam er dort an.

Ein kurzer Halt wurde in Paris eingelegt, wo ein Bruder ihn weinen sah. Pater Joël schwankte zwischen Furcht und Erleichterung. Er freute sich zurückzukehren, doch er ahnte, dass dies seine letzte Reise sei. Die Kanoniker nahmen einen Bruder in Empfang, der sich nicht mehr selbst auf den Beinen halten konnte. Doch sie waren alle im Geist überzeugt, dass er nur zu Erholung kam. Niemand wollte es glauben, dass sein Ende vor der Tür stand.

Am Tag nach der Rückkehr hatte sich sein Zustand bereits verbessert. Am 19. März, dem Fest des heiligen Josef, feierte er in seinem Zimmer die letzte heilige Messe. Am Nachmittag kam sein Arzt, der ihm den wahren Stand der Dinge nicht verheimlichen wollte. Pater Joël war am Boden zerstört.

Am folgenden Tag verschlimmerten sich die Atemnöte. Er war nur noch halb bei Bewusstsein. Nach langem Zögern entschieden die Kanoniker am Nachmittag, ihn ins Krankenhaus von Bayeux zu fahren. Aus geistlicher Sicht hätten sie den Kranken lieber in der Abtei behalten, doch die Einweisung ins Krankenhaus war in erster Linie eine Vernunftfrage. Die Schmerzen wurden zu heftig.

Die Kanoniker entschieden, ihn keinen Augenblick alleinzulassen, ohne zu wissen, wie lange diese Wache andauern würde. Als Bruder Hugues, der Krankenbruder und Arzt von Mondaye, im Hospital ankam, sagte er zum Notarzt: „Pater Joël steht an seinem Lebensende. Wir müssen keinen Übereifer betreiben." Pater François-Marie war schockiert, als er diesen Satz hörte. Er wollte das Unausweichliche nicht annehmen. Zwar bestritt er den Ernst der Lage nicht – zumal da die Aphasie Pater Joël fast gänzlich ergriffen hatte –, doch den Gedanken an den Tod konnte er nicht hinnehmen.

Der Krankenpater wollte nicht, dass man den Tod von Pater Joël verdrängte. Er wusste, dass der Preis weiterer Schmerzen zu hoch war, und wollte einen Luftröhrenschnitt umgehen. Die Ärzte entschieden sich für eine nicht invasive Beatmung, was der Kranke allerdings schlecht vertrug.

Tag und Nacht lösten sich die Kanoniker und die Verwandten von Pater Joël an seinem Lager ab, was die Ärzte und Krankenschwestern schwer beeindruckte. Pater Joël sprach nicht mehr; nur manchmal öffnete er die Augen.

Am Montag, den 23. März, war Pater François-Marie mit ihm allein. Er wusste nicht, ob Pater Joël ihn hören konnte. Doch er legte Wert darauf, dem Mitbruder zu sagen, dass er von ihnen gehen dürfe. Dieser Satz war wichtig. Pater Joël war bis zum Ende pflichtbewusst und stets in der Lage, dem Tod zu trotzen, nur um seine Brüder nicht im Stich zu lassen. Pater François-Marie spürte eine Kraft, die Joël daran hinderte, sich von der Erde zu lösen. An diesem Abend beugte er sich über ihn, umarmte ihn und sagte Lebewohl. Pater Joël packte das Abtskreuz am Hals seines Nachfolgers und hielt es lange in den Händen.

In den letzten zwei Tagen versank Pater Joël in einen komaartigen Zustand. Der emeritierte Abt verstarb am frühen Morgen des 25. März. Pater François-Marie teilte mit mir die Erinnerung an jenen Augenblick: „Er liebte es immer, früh aufzustehen, um die ersten Stunden des Tages zu nutzen. Seine Todesstunde steht im Einklang mit seinem Leben: Als er seinen letzten Atemzug tat, sangen wir gerade die Laudes vom Fest der Verkündigung des Herrn."

Pater Paul-Emmanuel, der Prior der Abtei Mondaye und ein Mann von großem Feingefühl, war zusammen mit einigen Gläubigen aus Mondaye bei Pater Joël, als er heimging. Sie waren seine letzten Wächter: „Sein Atem, der von Sekunde zu

Sekunde abnahm, wiegte uns. Pater Joël hatte sich immer vor einer Art seines Todes gefürchtet: Er wollte nicht ersticken. In seinen letzten Minuten wurde die Atmung so schwach, dass wir sie kaum mehr wahrnahmen. Sein Gesichtsausdruck änderte sich, seine Haut wurde immer fahler. Die Zeichen seines Leidens verschwanden. Ich hielt seine Hand, um ihn zu beruhigen, und betete vertrauensvoll. Bis zum Ende sprach ich mit ihm. Der letzte Atemzug war nicht mehr vernehmbar. Ein wundervolles Leben endete in Gottes Händen." Der Prior informierte die Gemeinschaft. Er war ruhig und machte nicht den Eindruck, als sei ihm etwas Schmerzliches widerfahren.

Etwa eine halbe Stunde nach dem Tod trat Pater François-Marie hinzu. Er berichtet: „Pater Joël war wunderschön. Der Leib war zur Ruhe gekommen, um die Seele scheiden zu lassen. Sein Gesicht sah frisch aus." Alle, die in sein Zimmer kamen, verspürten dasselbe: Sie hatten das Gefühl, dass sein Körper sich in eine geistige Wirklichkeit verwandelt hatte.

Unverzüglich bat die Gemeinschaft das Krankenhaus um den Leichnam ihres Bruders. Er wurde im Kapitelsaal aufgebahrt, der in eine leuchtende Kapelle umgewandelt worden war. Der Sarg stand genau an der Stelle, wo Pater Joël den Habit der Kanoniker empfangen hatte. Dieses große Zimmer ist die Vorhalle des Himmels. Auf dem Boden liegend verbringen die Kanoniker hier den Anfang und das Ende ihres Ordenslebens. Hier wird der Novize durch den Abt eingekleidet, hier wird der Tote Gott übereignet.

Kurz vor der Bestattung enthüllte der Abt Pater François-Marie das Antlitz seines Vorgängers und küsste die Kapuze seiner Mozetta.

Schmunzelnd erinnern sich die Kanoniker an eine Anekdote aus diesen langen Tagen: Der Cellerar hatte einen Sarg bestellt. Als er ankam, war der Kanoniker nicht wenig überrascht, denn das Innere war komplett ausgepolstert und mit Spitzen versehen. Nach kurzer Überlegung nahmen der Abt und Bruder Arnaud Scheren zur Hand und schnitten die hässliche, geckenhafte Verzierung ab, um gleichsam jegliche Geschmacksverirrung zu beseitigen.

Die Kanoniker verloren einen Vater. Ein Pfeiler ihres Lebens war zusammengebrochen. Tränen flossen über die Gesichter vieler Gläubigen. Sie ließen sich nicht von der Traurigkeit hinreißen, doch ihre Gefühle waren nur schwer zu bändigen.

Die Verantwortung des Abtes ist groß. Wenn ein Bruder stirbt, gibt er Gott den Auftrag zurück, der ihm anvertraut worden war. Die Gemeinschaft von Mondaye zählt 30 Kanoniker. Pater François-Marie ist sich der Last seiner Aufgabe genauestens bewusst: „Ich muss demütig sein und alles Gott überlassen. Der Tod ist hart und beunruhigend. Wir stehen ganz nackt vor Ihm. Aber Gott hilft uns natürlich."

Die Totenliturgie war erschütternd.

Gemäß der Tradition der Kanoniker wurde zu Beginn der Zeremonie das Kopfende des Sarges zum Zeichen der Ehrerbietung zum Altar hin ausgerichtet.

Mit dem ihm eigenen Feingefühl verkündete Pater François-Marie in seiner Predigt: „Ein alter Bruder, durch und durch Normanne, sagte zu mir Folgendes: ‚Bruder Joël war nicht keiner!' Deshalb dürfen wir ein großes, ein aufrichtiges, ein von Herzen kommendes Danke sagen, auch wenn es für uns schmerzvoll ist. Dies ist der Grund unserer heiligen Messe, die wir nun feiern werden: Wir übereignen unseren viel geliebten Bruder Joël der Barmherzigkeit Gottes und wollen Seinen Frieden in uns aufnehmen. Danken wir Ihm für die Taten, die Er an Seinen Knechten vollbringt. Bruder

Joël hat lange und mit viel Kraft und Mut gekämpft. Natürlich sind wir über den plötzlichen Verlust betrübt, der unseren Bruder Joël aus unserer Mitte genommen hat: Wir haben einen Sohn, einen Bruder, einen Freund, einen Wegweiser, ja, einen Vater verloren!"

Die Kanoniker sind Söhne des heiligen Augustinus. Dieses Erbe prägt ihr Verhältnis zum Tod. Ihre Tränen rollen leichter als die anderer Mönche. Die Benediktiner, Zisterzienser und Kartäuser haben kein Herz aus Stein; auch sie haben starke Gefühle und Schmerzen. Doch die Prämonstratenser begründen ihr geistliches Leben in den Texten des Bischofs von Hippo: „Denn ich konnte doch nicht hoffen, ihn wieder lebendig zu sehen; ich erflehte dies auch nicht in meinen Tränen, sondern klagte und weinte nur. Denn elend war ich und meine Wonne war mir genommen. Oder ist das Weinen an sich gleichfalls bitter und wird nur süß, wenn wir es mit dem Widerwillen gegen Dinge vergleichen, die uns früher Genuss gewährten, nunmehr aber zuwider sind?"[21]

Die Gräber der Kanoniker befinden sich auf dem Gemeindefriedhof, doch die Äbte ruhen in der Klosterkirche. Die Erinnerung an Pater Joël dauert bis heute lebendig an; noch immer wärmt er die Herzen und die Kanoniker beten täglich für ihn. Wenn die Brüder ins Heiligtum hinaufgehen, kommen sie an seinem Grab vorbei. Dann gedenken sie all der Jahre, in denen er ihnen allen voran zum Offizium in die Kirche schritt.

Vor seinem Tod betete Pater Joël gerne bei der Grabplatte, die ihn später einmal bedecken würde. Die Stelle gefiel ihm, denn er stellte sich vor, wie später einmal die Kinder vor der heiligen Messe auf seinem Grabstein herumtollen würden.

Dom Forgeot von Fontgombault hatte mir gesagt, dass die Mönche sterben, wie sie gelebt haben. Pater François-Maries Sicht der Dinge ist etwas anders; er hofft, „dass wir besser sterben, als wir gelebt haben. Wir müssen auf diese Vervollkommnung hoffen! In seinen letzten Monaten schritt Pater Joël in großen Zügen dem Himmel entgegen und starb im Ruf der Heiligkeit. Am Ende seiner Abtszeit beeindruckte er mehr durch seine Persönlichkeit als durch sein Amt. Er wollte dienen. Ich hatte das Gefühl, dass in ihm nichts mehr war, das er nicht gegeben hatte."

Manchmal unternehmen die Kanoniker nach dem Kaffee oder abends vor dem Kapitel einen Spaziergang zum Friedhof, was für sie eine kleine Erholung darstellt. Immer wieder erzählen sich die Ordensmänner dabei dieselben Geschichten. Am Ende ihrer Gespräche steht stets die Frage, wo sie einmal beerdigt werden, in welcher Reihe, unter welchem Baum, neben welchem Bruder ... Mit einem lauten Gelächter endet der Spaziergang.

Seit mehreren Jahren bitten die Eltern von einigen Brüdern darum, neben ihren Söhnen begraben zu werden. Sie sind nicht zwingend aus der Gegend, doch holen sie sich schon im Voraus die Genehmigung, um einmal in der Nähe ihres Kindes zu sein.

Regelmäßig kommt das Gespräch auf den Tod von Pater Vincent im Jahr 1995. Dieser kam ursprünglich aus der Champagne, zählte einst zu den Widerstandskämpfern der Résistance von *France libre*, war ein Freund von Charles de Gaulle und mit dessen Tochter verheiratet. Er war ein bedeutender und gepflegter Mann und wurde schließlich ein ausgezeichneter Kanoniker. Die letzten Tage seines Lebens verbrachte er im Krankenhaus von Caen. Eines Morgens rief sein Arzt in der Abtei an, um zu sagen, dass seine Tage gezählt seien. Unverzüglich machte sich der damalige Abt mit einem weiteren Kanoniker auf den Weg. Unterwegs hielt der Abt in einer Winzergenossenschaft, um eine Flasche Champagner zu kaufen. Als sie im Krankenhaus ankamen, war der Sterbende in schlechter Verfassung, doch noch bei klarem Verstand. Er drehte sich dem Abt zu und sagte mit seiner hohen Stimme: „O, mein Vater, du bist gekommen! Welch eine Ehre!" Und der Abt antwortete: „Nein, das ist keine besondere Ehre. Du wirst sterben. Ich bin gekommen, um dir die Letzte Ölung zu spenden." Nach einer kurzen Stille antwortete Pater Vincent: „Ja, das ist wichtig." Durch diese Reaktion beruhigt, holte der Abt die gute Flasche aus seiner Tasche: „Aber danach werden wir es feiern!" Da ließ Pater Vincent einen Seufzer vernehmen: „Ach, dass du daran gedacht hast …" Die drei Kanoniker feierten mit Champagner. Zwei Tage später verschied Pater Vincent friedlich in der Abtei.

Eine Gemeinschaft besteht aus Lebenden und Toten. Die heutigen Kanoniker leben von der Erinnerung an die Verstorbenen. Wenn sie in ihrem Chorgestühl aus dem Jahr 1743 stehen, wissen sie, dass sich vor ihnen hier schon viele Brüder eingefunden haben. Sie kennen nicht unbedingt ihre Namen, doch vergessen sie sie nicht.

Ein junger Mann, der in Mondaye eintritt, kam meistens noch nie zuvor mit dem Tod in Berührung. Der Abschied von einem alten Bruder ist stets eine neue Entdeckung für ihn. Hier lernen die Ordensmänner den Umgang mit dem Tod; sie lernen, Lebewohl zu sagen.

Die Mächtigen werden vergessen. Pater Joël zählte nicht zu ihnen. Doch es ist schwer, sich vom Tod eines Dienenden zu erholen.

Heute fehlt den Brüdern ein Vater.

Bevor ich Mondaye an einem schönen, sonnigen Morgen verlasse, komme ich zu dem bereits erwähnten Grabstein zurück. Die Wiesenblumen stehen nicht mehr dort. Eine unbekannte Hand hat sie mit weißen Lilien ausgetauscht.

VIII.

DER TOD DER EINSIEDLER

Das Kloster der Großen Kartause

In der schmucklosen Bibliothek von Fontgombault war mein Blick an einem alten Buch hängen geblieben, das eine Heiligenbiografie zu sein schien. Eine gute Weile verbrachte ich mit einem Eintrag über den heiligen Bruno.

Wenige Zeilen über den Gründer der Großen Kartause genügen, um den Leser in diese geheimnisvollen Gefilde mit hineinzunehmen. Bewunderung und Neugierde wachsen wie die Wogen einer Springflut: „Der heilige Bruno. Todestag: 6. Oktober 1101. Grab: Im Kloster Santo Stefano del Bosco in La Torre in Kalabrien. Leben: Der heilige Bruno ist der Gründer des Kartäuserordens. Neben dem heiligen Norbert ist der einzige deutsche Ordensgründer. Er wurde um das Jahr 1030 in Köln geboren; seine Zeitgenossen betiteln ihn als ‚Licht der Kirche', ‚Blüte des Klerus', ‚Ehre Deutschlands und Frankreichs'. Die Verfolgung seitens Manasse, der sich durch Simonie sein Amt als Erzbischof von Reims erkauft hatte, ließ in Bruno die Entscheidung reifen, sich in die Einsamkeit zurückzuziehen (1076). Nach einem kurzen Aufenthalt in der Abtei Molesmes, wo er mit Abt Robert sprach, stellte ihm Bischof Hugo von Grenoble einen Ort zur Verfügung, der von den umliegenden Bergen seinen Namen ‚*Chartreuse*' erhalten hatte. Der Orden des heiligen Bruno ist einer der strengsten in der katholischen Kirche. Die Kartäuser übernahmen die Regel des heiligen Benedikt und fügten dieser die Verpflichtung zur Stille und den vollkommenen Verzicht auf Fleisch hinzu (sie ernähren sich nur von Brot, Gemüse und Wasser). Der heilige Bruno wollte das frühchristliche Einsiedlerleben erneuern. Sein Orden zeichnet sich dadurch aus, dass er nie dem Geist des Gründers untreu wurde oder eine Reform nötig gehabt hätte. Sechs Jahre nach der Ordensgründung wurde Bruno von Papst Urban II. als dessen Berater nach Rom berufen. Nur ungern machte er sich auf den Weg. Doch als der Papst vor Kaiser Heinrich IV. nach Kampanien fliehen musste, fand der heilige Bruno wieder einen einsamen Ort, welcher der *Chartreuse* glich, und gründete eine zweite Niederlassung, die bald zu einem blühenden Kloster wurde. Dort befiel ihn im September 1101 eine schwere Krankheit. Er rief seine Schüler zusammen und legte vor ihnen in der Art des Apostolischen Glaubensbekenntnisses eine öffentliche Beichte ab. Kurz darauf verstarb er im Alter von 71 Jahren."

Die Große Kartause hat ihren Ursprung im geheimnisvollen Zusammentreffen des Ortes mit einem Asketen. Es ist die überwältigende Verwandlung einer Landschaft durch die Stille der Einsiedler. Dom Dysmas de Lassus, der Generalminister des Ordens, spricht wiederholt von seinem Kampf gegen den Mythos, der sein Kloster umgibt. Um ihn zu beseitigen, bräuchte er mehrere Leben …

Ein schöner Julitag 2017, es ist 21.30 Uhr in der Große Kartause. Der Horizont ist in ein schwaches, rötliches Licht getaucht, das Mauern, Wälder und Berggipfel anstrahlt. Das schmale Tal schläft schon. Ich allein bin noch wach, um den Sonnenuntergang über den Klostermauern zu betrachten.

Wenn im Sommer abends die Wanderer auf den Pfaden weniger werden und die Mönche ihre Läden schließen, hüllt Stille die unbewegliche Natur ein. Nur die Eulen lassen noch ihre geheimnisvollen Schreie vernehmen. Manchmal hört man in der Ferne auch das Bellen der Schäferhunde.

Die kleinen Häuschen der Söhne des heiligen Bruno sind von hohen Bergen umgeben. Diese rahmen mit ihren schroffen Wänden die ganze Landschaft ein. Hoch oben am Himmel fliegt ein Flugzeug über den 1867 m hohen Charmant Som. Ich stelle mir das rege Treiben im Cockpit vor. Hier unten schlafen die Kartäuser schon friedlich in ihren armseligen Zellen. Wenn die Mönche tagsüber in ihren kleinen Gärten spazieren gehen, sehen sie über sich die Flugzeuge dahinfliegen. Woran denken sie dann? Beten sie im Stillen für die Reisenden, die zu unbekannten Zielen unterwegs sind?

Zwei Stunden später ist der Himmel mit Sternen übersät und fröhlich läuten die Glocken. Die Mönche öffnen wieder ihre Augen: Der erste Teil ihrer Nacht ist vorbei. Nachdem jeder für sich das Offizium *De Beata* zu Ehren der Gottesmutter gebetet hat, eilen sie durch die langen Flure des Kreuzgangs, um gemeinsam das nächtliche Stundengebet zu beten.

Ich durchschreite die Landkartengalerie, um zur Empore der Kirche zu gelangen. Es ist zehn Minuten nach Mitternacht. Ich sehe, wie die Brüder das Heiligtum betreten, das in völlige Dunkelheit gehüllt ist. Langsam begeben sich die Kartäuser auf ihren Platz im Chorgestühl. Mit kleinen Taschenlampen in der Hand, bereiten sie ihre liturgischen Bücher vor, in denen sie die Psalmen, Responsorien, Antiphonen und Hymnen mitverfolgen können. Das nächtliche Gebet dauert lange:

zwei bis drei Stunden. In dieser Nacht kehren wir gegen halb drei Uhr morgens in unsere Zellen zurück.

Im Halbdunkel der Kirche beginnt die Matutin. Die rote Flamme vor dem Allerheiligsten ist das einzige Licht. Nie waren mir die schweren und tiefgründigen Psalmen so hoheitsvoll vorgekommen. Die Kartäuser kennen sie auswendig. Dann beginnt eine engelsgleiche Stimme, so rein wie frisches Quellwasser, die Lesung aus einem Text des heiligen Irenäus.

Diese Gnadenmomente sind das Herzstück des Kartäuserlebens. Nacht für Nacht bringen die Mönche Gott dieses bewundernswerte Gebet dar. Auf die Matutin folgt die Laudes. Die Schlichtheit, Nüchternheit und Schönheit der Gesänge fasziniert mich. Mit nichts ist das Stundengebet der Kartäuser vergleichbar.

Beim Verlassen der Kirche blicke ich einem Postulanten nach, der in einen weiten, schwarzen Umhang gehüllt ist, die Kapuze über den Kopf gezogen. Ohne Eile bewegte er sich seiner Zelle zu. Bis zu seinem Tod wird er jede Nacht das große Nachtgebet singen.

Das Tor zum Offiziersgang steht offen. Ich höre, wie Wind aufkommt. Der Ehrenhof liegt ruhig und unbewegt da. Leise plätschert das Wasser in die Steinbecken. In der Große Kartause wird der Gesang nie mit Instrumenten begleitet. Es gibt keine Orgel. Die einzigen Töne entspringen den Werken der Natur.

Am nächsten Tag verweile ich lange im Kreuzgang. Die Türen zu den 32 Pavillons bleiben stets geschlossen. Generationen von Mönchen wandelten schon über diese alten Steine. Doch die Stille blieb unverändert.

Die Priestermönche durchschreiten diese Gänge, wenn sie sich zur heiligen Messe, zur Vesper oder zum nächtlichen

Stundengebet begeben. Nach altem Brauch verlassen sie ihre Zelle im Schweigen und gehen so nahe wie möglich dem Gemäuer entlang.

An schönen Tagen sind die Fenster des Kreuzgangs zum Innenhof und zum Friedhof hin geöffnet. Das Licht färbt die Mauern, welche die Jahrhunderte schon mit einer grünlichen Schicht überzogen haben. Die Kartäuser versuchen, durch die offenen Fenster ein wenig Wärme zu speichern. Auch haben sie so einen guten Blick auf die Gräber vor ihren Zimmern. Manchmal fliegt ein kleiner, neugieriger Vogel herein.

Im Winter biegen sich die Holzkreuze, welche die Gräber kennzeichnen, und geben den schweren Schneemassen nach. Die Nacht bricht schnell herein, der Wind trägt das Echo der hohen Tannenwälder und der Schnee rauscht, während die Mönche unentwegt schweigen.

An diesem Sommermorgen wanderte ein alter Mönch langsam durch die endlos langen Gänge der Großen Kartause. Gerührt betrachtete ich ihn, wie er sich bedächtig auf seinen Holzstock gestützt fortbewegte. Der gebeugte Mann im blauen Arbeitskittel trug einen großen Weidenkorb. Trotz seiner 93 Jahre war Bruder Michel-Marie noch immer für die Schneiderei zuständig. Vor den Zellentüren sammelte er die Gewänder der Priestermönche ein, die geflickt werden mussten.

Die alten Laienbrüder hören nie auf zu arbeiten. Diese Arbeitsbrüder warten auf Gott, doch sie wollen der verrinnenden Zeit nicht das letzte Wort überlassen. Sie möchten ihre Arbeit weiterführen, wie sie es im Frühling ihres Lebens getan haben.

2015 musste einer von ihnen, Bruder Joachim, ins Krankenhaus. Die Kartäuser erinnern sich, dass er das Essen verweigerte bei der Nachricht, dass seine angegriffene Gesundheit ihm nicht erlaubte, die Arbeit wieder aufzunehmen. Der Bruder war Dispensator, was bei den Kartäusern bedeutet, dass er jene Lebensmittel auf einem Teller ausgibt, die nicht in der Küche verarbeitet werden, wie etwa Brot und Obst.

Jene Brüder, die keiner körperlichen Arbeit mehr nachgehen können, widmen sich in der Regel einzig dem Rosenkranzgebet. Bruder Marie-Bernard verbrachte auf diese Weise mehrere Jahre in seiner Zelle, unterbrochen von zwei Krankenhausaufenthalten, in denen seine Beine wiederhergestellt werden sollten. Er wartete einfach, als wäre sein Zustand das Normalste in der Welt. Einige Jahre vor seinem Tod wünschte er, dass der heilige Josef ihn am Ende abholen sollte. Tatsächlich wurde der Mönch in der Fastenzeit immer schwächer. Dann kam der 19. März, aber nicht der heilige Josef. Bruder Marie-Bernard war ein wenig enttäuscht. Drei Jahre lang wartete er sehnsüchtig auf den Festtag des heiligen Josefs, ohne dass etwas geschah. Doch am Ende hat er Recht behalten. Der Mönch verschied an einem 19. März. In seiner Todesstunde strahlte die Wintersonne.

Bruder Louis hatte komplett das Gehör verloren. Sein ganzes Leben lang war er als Dachdecker über die Ziegel der Großen Kartause geklettert. Durch die Erschwernisse des Alters eingeschränkt, betete er unaufhörlich in seiner Zelle. Nachts kam er in die Kirche. Trotz seiner Taubheit verfolgte er das gesamte Offizium in den großen Büchern mit. Gegen zwei Uhr morgens starb der Mönch auf dem Rückweg in seine Zelle. Ganz ohne Lärm.

Bruder Hilaire verließ die Welt mit 99 Jahren. So lange er noch konnte, wohnte er der Liturgie vom hintersten Winkel des Chorraums aus bei. Dom Innocent sagte mir über ihn: „Ich entsinne mich noch an seine letzte Woche: Wir bewachten ihn mehrere Tage in seiner Zelle. Es ist schon lange her, aber ich sehe vor mir noch immer seine Gebetsecke, die über und über mit frommen Bildchen bedeckt war. Man konnte kein freies Stückchen Holz mehr sehen. Ohne Komplikationen schied er aus unserer Mitte. Eines Tages sagte man uns, dass er gestorben sei. Das war alles.“

Der Tod eines Priestermönchs ist oft noch außergewöhnlicher. Aus menschlicher Sicht scheint er beinahe unverständlich.

Der Todeskampf von Dom Landuin erschütterte die Kartäuser. Dieser Mönch war 1925 geboren, er hatte einen starken Charakter und die Seele eines Widerstandskämpfers. Während der Rekreation sprach Dom Landuin nur wenig. Er war hart gegen sich selbst, wortkarg und demütig. Eines Tages in der Fastenzeit 2015 suchte er nach der Vesper das Gespräch mit Dom Innocent. Beide begaben sich in den Kapitelsaal, wo Dom Landuin leise sagte: „Ich bin erschöpft. Übermorgen werde ich sterben oder vielleicht am Sonntag.“ Der andere Mönch versuchte, ihn zu beruhigen. Dom Landuin antwortete: „Auf jeden Fall wird es vor Jahresende sein, dessen bin ich gewiss.“ In aller Ruhe waren diese Worte über seine Lippen gekommen. Die Aussicht auf das Ende ließ ihn ernst werden. Er war sicher, dass Gott sich ihm näherte. In der Tat verschied Dom Landuin zwei Monate nach seiner Prophezeiung.

Er hatte begonnen, alles für seinen Nachfolger in Ordnung zu bringen. Als Archivar häuften sich auf dem Boden seiner Zelle unglaubliche Stapel von Papier und Büchern. Zwei Wochen vor seinem Tod konnte er dem nächtlichen Stundengebet nicht mehr beiwohnen. Dom Dysmas schlug ihm vor, in die Krankenstation umzusiedeln, damit er näher bei der Kirche sei. Bis zum Ende hat er dieses Angebot abgelehnt.

Dom Landuin begann, Dokumente zu verbrennen, die er für unnütz hielt. Die Kartäuser brachten ihm die heilige Kommunion auf sein Zimmer. Als seine Erschöpfung offensichtlich wurde, wollte Dom Dysmas den Arzt der Gemeinschaft rufen, doch die unwiderrufliche Antwort von Dom Landuin lautete: „Was soll er denn tun? Wir müssen so oder so die Welt verlassen." Schon damals aß er fast nichts mehr.

An einem Sonntagabend fragte ihn Dom Innocent, ob er es zulassen würde, bewacht zu werden. Die Kartäuser verbringen ihr Leben in Einsamkeit und wollen dieses Einsiedlerdasein bis ans Ende wahren. Dennoch war Dom Landuin nicht abgeneigt, dass die Mönche zum Beten in sein Zimmer kämen. So besuchten sie ihn abwechselnd.

Er litt nicht, sondern ging sachte zu Gott hinüber. Die Kartäuser waren Zeugen eines langwierigen Weges, der ihren Bruder der Ewigkeit zuführte. In der zweiten Nachtwache hörte Dom Landuin auf zu sprechen; er war wie ein kleines, wortloses Kind geworden. Eines Morgens brach seine Atmung mehrere Sekunden lang ab. Doch der Körper hielt durch.

Am Tag seines Heimgangs hatten die Kartäuser, die um sein Bett versammelt waren, alle den gleichen Eindruck: Die Jungfrau Maria stieg mit dem himmlischen Hof auf die Erde herab, um ihn abzuholen. In diesem kleinen grauen Zimmer, dessen Wände vom Ruß eines uralten Ofens schwarz waren und auf dessen Boden noch immer Blätter herumwirbelten, die von seiner Hand bekritzelt worden waren, verließ ein Sohn des heiligen Bruno diese Welt. Dom Landuin strahlte.

Für die Einsiedler waren die Unwürdigkeit des Ortes, das abgemagerte Gesicht ihres Bruders und die Unordnung ohne Bedeutung. Sie erblickten nur das Licht, das von seinem Gesicht ausging. Dom Landuin starb schmerzlos während des großen Nachtgebets. Dom Foulques-Marie benachrichtigte leise den Prior, der die Kirche verließ und in seine Zelle kam.

Als die Mönche davon hörten, dass ihr Bruder soeben heimgegangen war, verrichteten sie weiter auf ihren Plätzen unbeirrt das Gebet. Dom Landuin war 1950 in die Große Kartause eingetreten. Wortlos hatte er sie wieder verlassen.

Mithilfe zwei weiterer Brüder wusch Dom Dysmas mitten in der Nacht den Leichnam. Dann bekleideten sie ihn mit einem weißen Habit und legten ihm den Rosenkranz seiner Profess in die Hände. Schließlich bahrten sie ihn auf einem Brett in der Mitte des Zimmers auf und Dom Dysmas zündete die Osterkerze an als Zeichen der Auferstehung.

Dom Landuins Tod hat eine besondere Spur hinterlassen, die den Gewohnheiten der Einsiedler entgegenstand. Es gibt nämlich einen kartusianischen Weg: Ein Anfang voller Begeisterung, in der Mitte ein schwieriger Weg mit Schwankungen und schließlich ein Friede, welcher der Ewigkeit vorausgeht. Wenn die Kartäuser am Ende ihrer Wanderschaft ankommen, haben sie sich schon von ihrem Leben losgelöst.

Bruder Jean wurde in der Gebetsecke seines Zimmers tot aufgefunden. Er ging eines Abends im Jahre 2010 heim, seine Augen waren auf das elfenbeinerne Kruzifix geheftet, das ein halbes Jahrhundert lang seine Gebete aufgenommen hatte. Am nächsten Morgen fanden die Kartäuser ihn auf den Knien mit gefalteten Händen und geschlossenen Augen.

Dom Gabriel hatte Atembeschwerden. Bis zum letzten Tag seines Lebens wollte er in die Kirche gehen. Mit seiner Sauerstoffflasche marschierte er durch die langen Gänge. Er starb während der heiligen Messe: Nach der heiligen Kommunion setzte er sich in seinen Chorstuhl, senkte sein Haupt und erhob es nie wieder.

Dom André Poisson war der Generalminister des Ordens und Prior der Großen Kartause von 1967 bis 1997. 2005 schied er während des nächtlichen Stundengebets allein dahin. Ihn hatten Alzheimer und Krebs heimgesucht. Doch leiden musste er nie. Die Kartäuser sahen sein Ende nicht kommen. Dom

André verließ sie zwei Tage vor dem Generalkapitel, zu dem sich die Prioren sämtlicher Klöster aus der ganzen Welt in der Kartause einfanden. Sie waren allesamt zu seiner Beerdigung anwesend – ein Zeichen, das die Mönche sehr berührte.

Einige Monate vor seinem Heimgang hatten die Novizen ihm einen Besuch abgestattet. Bruder Marie-Pierre fragte ihn, wie lange er schon in der Kartause sei. Dom André antwortete: „Seit 60 Jahren". Er schwieg einen Augenblick, dann fügte er hinzu: „60 Jahre vergehen schnell!"

Dom André war ein äußerst rechtschaffener Mann. Er hatte die Hochschule für Ingenieure in Paris besucht, war ehemaliger Widerstandskämpfer gewesen und eine verheißungsvolle Karriere hatte vor ihm gelegen. Er verzichtete und war in die Große Kartause eingetreten.

In einer Predigt zum 900. Jahrtag der Ankunft des heiligen Bruno beschrieb er den Charakter seines Ordensgründers: „Und doch ist Bruno kein Gefühlsmensch, der sich fast krankhaft von seinen Emotionen leiten lässt. Vor mir haben schon andere bemerkt, wie wichtig die Sinnhaftigkeit einer Sache für ihn ist. Gewiss nicht wie ein kaufmännischer Gewinn, den es zu erwerben gilt, doch im Geist eines Lebens, das wahre, göttliche Früchte hervorbringen soll. Bruno ist praktisch veranlagt. Das kontemplative Leben besteht für ihn nicht darin, erhabene Gefühle in sich zu nähren. Vielmehr geht es darum, wirksame Mittel zu nutzen, um zu Gott zu gelangen. Er weiß genau, dass seine einsame Zelle ein Ort ist, an dem ‚er sich dem sehr beschäftigten Müßiggang hingibt, einer ruhenden Handlung. Dort', so fügt der Heilige hinzu, ‚gibt Gott seinen Kämpfern den ersehnten Lohn für den harten Kampf: einen Frieden, den die Welt nicht kennt, und die Freude im Heiligen Geist.' Von dem Augenblick an, da die Gnade der Bekehrung die Seele Brunos durchdrungen hat, macht er keine Ausflüchte mehr. Unverzüglich folgen konkrete Entscheidungen: Er will die Welt verlassen, den Klosterhabit anlegen und sich auf die Suche nach der ewigen Wahrheit begeben. Die Wahl ist getroffen; er bindet sich durch ein Gelübde."

Dom Jacques hielt sonntags normalerweise einen geistlichen Vortrag für die Laienbrüder. Dazu zog er sich eine halbe Stunde früher von der Rekreation der Priestermönche zurück. An einem Tag erhob er sich und sagte wider alle Gewohnheit: „Die Stunde ist gekommen. Ich verlasse euch." Zehn Minuten später verschied er allein auf einer Treppe, die zum Kreuzgang hinaufführte.

In der Großen Kartause gibt es keinen Todeskampf. Nur selten leiden die kranken Mönche. In der vollkommenen Einsamkeit ihrer Zelle gehen sie ruhig aus dieser Welt. „Allein zu sterben gehört zu unserem Charisma. Der einsame Tod passt zu uns", fasst Dom Innocent humorvoll zusammen.

Manche Kartäuser können am Ende ihres Lebens keine Nahrung mehr aufnehmen. Im Sterben gleichen sie dann einem Jungvogel, der auf die Erde herabfällt. Der blinde Dom Marc nahm in seinen letzten Wochen täglich nur noch ein Glas Milch zu sich, bis eines Tages sein Herz zu schlagen aufhörte. Es ging so schnell, dass die Gemeinschaft keine Gelegenheit hatte, bei ihm zu wachen.

Die Kartäuser fürchten sich nicht, diese Welt zu verlassen. Der Friedhof befindet sich in der Mitte des Kreuzgangs, an dem die Mönche seit ihrem Noviziat auf ihrem täglichen Weg in die Kirche vorbeikommen.

Wenn ein Kartäuser heimgegangen ist, versammelt sich die ganze Gemeinschaft in der Zelle des Verstorbenen. Gemeinsam nehmen sie den Leichnam hoch und tragen ihn in einer

Prozession zur Kirche. Im Chorraum ist der Abgeschiedene nie allein. Sein Leichnam wird auf den Boden gelegt und die Mönche beten für ihn.

Die Kartäuser heben selbst die Gruben aus, in denen ihre Brüder die letzte Ruhe finden. Der Tote wird auf ein einfaches Brett gelegt und darauf in die lehmige Erde herabgelassen. Der Friedhof ist nicht groß. Regelmäßig müssen die Mönche eigenhändig die alten Gräber leeren, um neuen Platz zu schaffen. Schädel und Knochen werden zunächst zur Seite gelegt, um dann mit dem neuen Leichnam wieder in der Erde versenkt zu werden.

Traditionell trägt der zuletzt eingetretene Novize das Prozessionskreuz, das er am Fuß des Grabes aufstellt. Er sieht am deutlichsten den Leib seines älteren Bruders und die übers Gesicht gezogene Kapuze.

Guigues, der fünfte Prior der Großen Kartause, verfasste zu Beginn des 12. Jahrhunderts die „Bräuche der Kartause“ und gilt somit als Gesetzgeber des Ordens. Er ordnete an, dass der Kopf des Toten auf die Konventkirche ausgerichtet sei. Der junge Mönch sieht, wie vier vom Prior bestimmte Kartäuser mit Schaufeln Erde, vermischt mit kleinen Steinen, in die Grube schütten. Er hört, wie die klebrige Tonerde mit dumpfem Schlag auf den Leichnam fällt. Hier erhält das Wort „beerdigen“ seinen Sinn. Die Gemeinschaft wartet geduldig, bis das ganze Loch vollgeschüttet ist.

In seinem ihm eigenen Humor sagt mir Dom Innocent, dass das Leben eine Katastrophe wäre, wenn wir nicht wüssten, dass uns eines Tages der Tod heimholt. Wie könnten die Menschen unendlich in diesem Tal der Tränen verweilen? „Wir wurden geboren, um eines Tages Gott zu begegnen. Die alten Kartäuser bitten Ihn, nicht mehr länger zu warten. Der Tod ist das Ende der Schule; danach kommt das Paradies. Ein

Mönch schenkt sein ganzes Leben Gott, ohne Ihn je gesehen zu haben. Da ist es verständlich, dass er mit Ungeduld darauf wartet, Ihm zu begegnen. Wie es die heilige Teresa von Ávila und der heilige Johannes vom Kreuz in ihren Gedichten beschreiben, sterben die Kartäuser vor Sehnsucht nach dem Tod. Zu unserem großen Bedauern hat der Heilige Geist keine Eile, uns heimzusuchen. Reinigung und große Prüfungen kommen in unserem Orden nicht häufig vor. Christus hat von unserem Mönchsleben schon Besitz ergriffen. Der abgenutzte Körper kehrt zur Erde zurück und erwartet dort die Herrlichkeit der Auferstehung. Wie unser verklärter Leib aussieht, entzieht sich unserer Erkenntnis. Wir kennen nicht seine Schönheit, sein Licht und seine Herrlichkeit. Das Allerschönste liegt noch vor uns.“

Als ich mich mit den Kartäusern unterhielt, fiel mir auf, dass nicht viele von ihnen an Krebs leiden. Zwei oder drei Mönche hatten einen Tumor gehabt; von Schmerzen blieben sie allerdings verschont. Die Brüder sehen in den harten Nahrungsvorschriften der Kartäuser eine Erklärung für ihre gute Gesundheit. Die Kartäuser essen kein Fleisch, nicht einmal die Kranken. Die Priestermönche nehmen kein Frühstück zu sich. Ein halbes Jahr lang dauert die Große Fastenzeit, nämlich vom 14. September bis Ostern. In dieser Zeit besteht ihr Abendessen aus einem Stück Brot mit einem Fruchtsaft oder einem Glas Wasser. Die einzige richtige Mahlzeit ist das Mittagessen: Eier oder Fisch, dazu Gemüse aus dem eigenen Garten. Im Advent und in der Fastenzeit verzichten die Kartäuser sogar auf Milchprodukte.

Seit der Gründung des Ordens werden die Begräbnistage als Fest begangen. Ausnahmsweise essen die Kartäuser dann gemeinsam im Refektorium, wo sie unter dem Jahr nur sonntags und an Hochfesten zusammenkommen. Fällt die Beerdigung auf einen Fasttag, wird dieser nicht beachtet. Auch am Abend bekommen sie in ihrer Zelle eine richtige Mahlzeit.

Nach der Bestattung versammelt sich die Gemeinschaft im Kapitelsaal. Der Prior hält eine Predigt und berichtet aus dem Leben des Heimgegangenen. Während der Rekreation, die gewöhnlich auf die Grablegung folgt, sprechen die Kartäuser über den Verstorbenen.

Sie können sich in die Totenkapelle begeben und bei den Gebeinen der ersten Kartäuser aus dem 11. und 12. Jahrhundert beten. Nur wenige Schritte von ihren Zellen entfernt befindet sich ein dunkles und melancholisch wirkendes Kapellchen, in dem die ersten Gefährten des heiligen Bruno ruhen. Ihre tausend Jahre alten Schädel liegen unter dem Hauptaltar. Am Tag des wöchentlichen Spaziergangs (*Spatiamentum*) versammeln sich die Kartäuser an diesem Ort zum Gebet, bevor sie die Bergpfade erklimmen.

Auf den Gräbern im Friedhof stehen keine Namen. Die zierlichen schwarzen Holzkreuze auf der einen Seite weisen die Gräber der Patres und Laienbrüder auf. Auf der anderen Seite der letzten Ruhestätte stehen die Steinkreuze der Prioren. Die Kartäuser möchten aus der Welt verschwinden, selbst aus dem Blickfeld ihrer eigenen Brüder. Oft vermag man nicht mehr zu erkennen, welcher Mönch in welchem Grab bestattet ist. Die Einsiedler gehen von dannen, ohne eine Spur zu hinterlassen. Auf den Tod folgt unverzüglich das Vergessen. Da mag einem der schreckliche Satz aus der Genesis (3,19) in den Sinn kommen: „Im Schweiße deines Angesichts wirst du dein Brot essen, bis du zum Erdboden zurückkehrst; denn von ihm bist du genommen, Staub bist du und zum Staub kehrst du zurück."

Am Ende der Einfriedung tragen allerdings zwei kleine Gräber einen Namen. Eines Tages verstarb während des Familienbesuchs der Vater eines Mönchs im Schlaf an einem Herzinfarkt. Er wohnte außerhalb der Klausur im schönen Gästetrakt. Die Familie bat darum, er möge im Friedhof der Mönche seine letzte Ruhe finden, was die Kartäuser gestatteten. Nun ruht er neben dem leiblichen Vater von Dom André Poisson. Ihn suchte der Tod am Tag vor der Ewigen Profess seines Sohnes heim. Für den jungen Kartäuser war es eine Bestätigung seiner Entscheidung, ein neues Kapitel in seinem Leben zu beginnen. Diese zwei Männer bilden auf dem Friedhof der Großen Kartause die einzige Ausnahme.

Der heilige Bruno selbst hat wenige Spuren hinterlassen. Er hat nur zwei Briefe verfasst, die uns erlauben, seine Gedanken und seine Spiritualität zu ergründen. Sogar die Kartäuser wissen fast nichts von seinem Leben. So sagte Dom André Poisson in einer Predigt im Jahr 1983: „Die Vorsehung wollte unserer Liebe und unserer Verehrung nur eine Art stilisierte Ikone des seligen Vaters zur Verfügung stellen."

Aus demselben Grund werden von einem Mönch geschriebene Bücher, nur mit „Ein Kartäuser" signiert. Menschen geben sich oft alle Mühe, um Spuren zu hinterlassen. Doch in den Kartausen auf der ganzen Welt geschieht das Gegenteil.

Entgegen aller monastischen Tradition weigern sich die Kartäuser, Lebensbeschreibungen ihrer Mönche zu verfassen. Manche Brüder bitten sogar darum, dass ihr Heimgang nicht bekannt gegeben werde. Sie fürchten selbst angesichts der Ewigkeit, erkannt zu werden.

Die Sehnsucht nach einem Leben im Verborgenen ist so groß, dass nur wenige Kartäuser heiliggesprochen wurden. Nie sprachen die Prioren über das Leben ihrer beispielhaftesten Mönche. Mit einem geisterfüllten Satz fasst Dom Innocent die Situation zusammen: „Die Kartause bringt Heilige hervor, aber sie veröffentlicht sie nicht.“

Im 19. Jahrhundert machten die Mönche eine erstaunliche Entdeckung. Als sie zwischen den alten Gräbern ein neues Loch aushoben, stießen sie auf einen völlig unverwesten Leichnam. Nach Jahrzehnten in der Erde ist dies ein echtes Wunder. Schnell eilten die Mönche zu ihrem ehrwürdigen Vater, der unmissverständlich antwortete: „Schaufelt das Grab wieder zu, macht daneben ein neues Loch und erzählt niemandem davon.“ Ähnliches geschah im 17. Jahrhundert auf dem ehemaligen Kartäuserfriedhof in Paris, an dem Ort, wo sich heute der Luxemburg-Garten befindet. Dort geschahen über dem Grab eines Laienbruders, der im Ruf der Heiligkeit gestorben war, zahlreiche Wunder. Dom Innocent berichtet, wie sich der Prior zur besagten Stelle begab und dem Toten befahl: „Im Namen des heiligen Gehorsams verbiete ich dir, Wunder zu bewirken.“ Sogleich nahmen die außergewöhnlichen Phänomene ein Ende.

Jene Kartäuser, die mit besonderen Aufgaben im Orden betraut sind, sind nicht wenig besorgt um die Nachhaltigkeit ihrer vollbrachten Arbeit. Einer von ihnen ist Dom Maurice, der 35 Jahre lang das Amt des Novizenmeisters innehatte, zuerst in der Kartause Sélignac, später in der Großen Kartause. Generationen von jungen Mönchen wurden durch seine fordernde und raue Unterweisung geprägt. Vor seinem Tod wollte Dom Maurice wissen, wer sein Nachfolger sein werde. 1990 kam Dom Dysmas zu ihm und sagte, dass er seinen früheren Platz einnehmen werde. Dom Dysmas genügte in jedem Punkt den geheimen Wünschen seines scheidenden Vorgängers und so konnte dieser wenige Wochen später beruhigt die Welt verlassen.

Das Einsiedlerleben der Kartäuser ist oft eine Quelle, aus der ein großer menschlicher und geistiger Reichtum fließt. Ihre Art zu sterben spiegelt ihre Freiheit wider.

Doch die Einsamkeit ist auch ein Schlachtfeld. Paradoxerweise ist hier, fern der Welt, der Widerstand gegen Gott größer. In einer Predigt zu Christi Himmelfahrt 1984 fasste Dom André Poisson die Wahrheit des Eremitendaseins mit wenigen Worten wunderbar zusammen: „Unser Leben in der Wüste ist schön; es ist attraktiv. Aber es offenbart auch die Zerbrechlichkeit unseres Herzens und stellt die legitimen Sehnsüchte unserer menschlichen Natur auf die Probe."

Das Sterben bei den Kartäusern ist schön, einfach und süß. Vielleicht gründet das Weichen aller Furcht in der letzten Stunde darin, dass der geistliche Kampf der Söhne des heiligen Bruno so groß ist. In den letzten Augenblicken wohnt ihnen ein so tiefer Friede inne, dass die meisten von ihnen keine Angst davor haben, allein zu sterben. Sie verbrachten ihr Leben in der Stille ihrer engen Zelle; von hier aus verlassen sie nun die Welt.

Für diese Männer gleicht der Tod einer Abschlussprüfung, die leicht zu meistern ist. Das ewige Leben gleicht den Sommerferien. Unser Erdenleben ist eine einfache Schule, in der wir lernen, Gott zu verstehen. Die Schüler sind nicht dazu da, ihr ganzes Leben lang die Schulbank zu drücken. Nach der Prüfung beginnt für sie ein neuer Lebensweg.

Die heilige Teresa von Ávila verglich das Leben mit dem Nachtquartier in einer schlechten Herberge. Dom Innocent stellt sich sein irdisches Dasein als eine Nacht im Zug vor: „Das Wichtige ist nicht die Fahrt, sondern das Reiseziel. Die

Hälfte meines Lebens verbringe ich damit, über das ewige Leben nachzudenken. Es bildet die Hintergrundkulisse meiner ganzen Existenz. Der Schnitter jagt mir keine Angst ein. Er macht mich neugierig. Die Ewigkeit geht über den Tod hinaus. Wir müssen die Pforte lieben, hinter welcher der Vater auf uns wartet, denn wir sind für den Himmel geschaffen. Unser Leben hier auf Erden ist eng mit der Ewigkeit verbunden. Warum sollten wir das Bindeglied zwischen diesen beiden Wirklichkeiten fürchten? Die Christen glauben heute nicht mehr ernsthaft an die Auferstehung des Fleisches. Das Paradies wird auf ein Vakuum herabgestuft, in dem die Seelen herumschwirren. Doch die Menschen sind nach Gottes Abbild geschaffen. Wir müssen unsere Menschheit nicht ablegen, um mit Gott vereinigt zu werden. Die Ewigkeit wird durchaus menschlicher sein, als wir es uns ausmalen können. Wir sollten eine solche Vorstellung vom ewigen Leben pflegen."

Die Kartäuser spüren die Grenzen dieser Welt oft stärker als die Menschen, die sich durch das alltägliche Leben schlagen müssen, denn sie haben einen scharfen Sinn für die Unvollkommenheit des irdischen Lebens.

Dom Innocent kennt das schöne Gedicht aus *Das Tor zum Geheimnis der Hoffnung* von Charles Péguy auswendig:

> Der Glaube, den ich am liebsten mag, sagt Gott, ist die Hoffnung.
> Der Glaube wundert mich nicht.
> Da ist weiter nichts zum Verwundern.
> Ich strahle so sehr aus allen Poren der Schöpfung. […]
> Die Liebe, sagt Gott, das wundert mich nicht.
> Da ist weiter nichts zum Verwundern.

So unglücklich sind diese armen Geschöpfe, dass, außer sie hätten ein steinernes Herz, sie doch nicht anders können, als einander lieben. […]
Was mich wundert, sagt Gott, das ist die Hoffnung.
Da komm ich wirklich nicht mit. […]
Die Hoffnung ist ein kleines Mädchen von gar nichts.
Auf die Welt gekommen am Weihnachtstag vorigen Jahres. […]
Dieses kleine Mädchen von gar nichts.
Ganz allein, und die anderen tragend, wird sie die versinkenden Welten durchschreiten. […]
Glauben geht ganz von selbst. […]
Die Liebe geht leider Gottes von selbst. […]
Aber die Hoffnung geht nicht von selbst. Die Hoffnung versteht sich nicht von allein. Um zu hoffen, mein Kind, muss man sehr glücklich sein, muss große Gnade erhalten, eine große Gnade empfangen haben. […]
Glaube sieht, was ist. […]
Die Liebe liebt, was ist. […]
Die Hoffnung sieht, was noch nicht ist und was sein wird.
Sie liebt, was nicht ist und was sein wird. […]
Auf der steilen, steinigen, schwierigen Straße.
Auf der steigenden Straße.
Geschleppt, eingehängt an den Armen ihrer zwei größeren Schwestern,
Gehalten von ihren Händen
Schreitet voran
Die kleine Hoffnung.
Und in der Mitte, zwischen den beiden größeren Schwestern, scheint sie sich schleppen zu lassen.
Wie ein Kind, das nicht Kraft genug hätte zu gehen.
Und das man wider Willen weiterschleppt auf dieser Straße.
Und in Wirklichkeit ist sie es, die die beiden anderen voranzieht.

Und sie voranschleppt.
Und die ganze Welt in Bewegung bringt.
Und sie voranschleppt.
Denn man müht sich ja immer nur für die Kinder.
Und die beiden Großen tummeln sich nur für die Kleine.[22]

Die kleine Hoffnung ist das Salz des Kartäuserlebens. Die Kartäuser haben den Trubel der Welt verlassen und sind sich trotzdem noch immer zutiefst der Zerbrechlichkeit der menschlichen Wege bewusst. Sie wissen, dass die Taten auf dieser Welt eine Bedeutung für die Ewigkeit haben. Ihre Inspiration ziehen diese Männer aus der Offenbarung des heiligen Johannes (14,13): „Und ich hörte eine Stimme vom Himmel her rufen: Schreibe: Selig die Toten, die im Herrn sterben, von jetzt an; ja, spricht der Geist, sie sollen ausruhen von ihren Mühen; denn ihre Taten folgen ihnen nach."

Die Hoffnung der Kartäuser ist so groß, ja, sie haben ein solches Vertrauen auf Gott, dass sie ihren Arzt oft mit heiterer Gleichgültigkeit empfangen. Eines Tages begegnete ein Mönch, der im Sterben lag, dem Klosterarzt, der ihn fragte: „Wie geht es Ihnen?" Die vage Antwort lautete: „Viel besser, als ich es verdiene." Da erwiderte der Arzt: „Das hilft einem Mediziner nicht weiter!"

Von vielen ähnlichen Anekdoten können die Kartäuser berichten. Dom Guigues hatte einmal Besorgnis erregende Schmerzen. Unverzüglich kam der Arzt und sagte ihm nach kurzer Zeit: „Das ist schlimm. Sie könnten daran sterben." Aus heiterem Himmel antwortete der Mönch: „Ach, wenn es nur das ist …"

Auch Dom Robert rief irgendwann einen Arzt, der ihn fragte: „Wie geht es Ihnen?“ Seine Antwort war recht zweideutig: „Mir geht es gut. Meiner Gesundheit eher nicht.“

Dom Ferdinand Vidal, der Vorgänger von Dom André Poisson, empfing einmal einen Krankenpfleger. Auf die Frage „Ehrwürdiger Vater, wie geht es Ihrer Gesundheit?“ erklärte er, dass es ihm glänzend gehe. Daraufhin zählte er 15 Beschwerden auf, die ihm zu schaffen machten und mit denen ein anderer sofort den Notarzt gerufen hätte.

Ihre Krankheiten nehmen die Kartäuser ebenso wie den Tod auf die leichte Schulter. Verdient ein Einsiedler den Tod? Dom Innocent antwortet einfach: „Gott entscheidet. Die moderne Gesellschaft präsentiert uns den Tod nicht gerade ansprechend. Von dieser Sichtweise müssen wir uns verabschieden. Wir müssen die Dunkelheit der Welt hinnehmen und sehnsüchtig auf den Himmel warten.“

Einige Wochen nach meinem Aufenthalt schickte Dom Innocent mir eine Karte: „Sie haben mich gefragt, ob ich den Tod erwarte. Ich antwortete nicht sofort, aus einem sehr einleuchtenden Grund: Ich warte nicht auf die Tür, sondern auf das, was sich auf der anderen Seite von ihr befindet. Ich wünsche mir nicht den Tod herbei, sondern das Leben. Eigentlich sollte dies trivial sein, doch leider ist diese Ansicht wohl recht ungewöhnlich. Vielleicht denke ich so, weil ich oft eine kleine Reise im Geist und im Glauben mache – ich nenne das ‚träumen‘. Doch wenn man bedenkt, dass die Wirklichkeit noch unglaublicher ist als der Traum … ja, da wird man schon ein wenig ungeduldig.“

In den Augen der Welt passiert in der Kartause nichts. Das Leben dort ist monoton. Nach dem Tod verliert sich die Erinnerung an die Söhne des heiligen Bruno auf einem anonymen, unscheinbaren Friedhof. Ein Kartäuser, der nicht namentlich erwähnt werden möchte, vertraute mir mit feierlicher Stimme an: „Ihr Buch wird eine seltene Ausnahme sein. Zum ersten Mal wird über unser Leben und unseren Tod gesprochen."

Der Eremit wendet sich nicht der Vergangenheit zu; er richtet seinen Blick auf Gott. In dieser entschleunigten und demütigen Welt erinnern sich allein die Steine der Großen Kartause an die Mönche.

Der schöne Offiziersgang gleicht einer geheimnisvollen Straße. Neben dem gewaltigen Lettner finden wir in einem Kirchenfenster ein Bildnis des heiligen Bruno, der mit geneigtem Haupt seine Söhne beschützt. Darunter steht der Wahlspruch des Ordens: „Stat crux dum volvitur orbis – Das Kreuz steht fest, während die Welt sich dreht."

Am letzten Tag durfte ich die Zelle von Dom Landuin betreten. Zwei Jahre nach seinem Tod war noch alles unverändert: Die rußgeschwärzten Wände, das Stroh auf der Latte des Schrankbettes, ein paar Zettel, ein paar Bücher, ein paar weiße Blätter, der alte, ungehobelte Fußboden, das kleine Fenster zum verlassenen Garten – das war der karge Schmuck eines Einsiedlerlebens. Draußen schien die Sonne. Die Vögel sangen und einige brummende Insekten flogen durch das Fenster in die Werkstatt – eine schwindelerregende Einfachheit.

Als ich später meine Koffer packte, sah ich in der Ferne einen jungen Laienbruder, der den Garten des ehrwürdigen Vaters durchhackte. Dieser Mann versorgte die Gemeinschaft mit Gemüse und scheute dabei keine Mühen. Von Zeit zu Zeit hob er den Kopf, atmete tief durch, um dann weiter seine bescheidene Arbeit zu verfolgen. Der Gemüsegarten ist nur einen Steinwurf vom Friedhof entfernt. Nicht allzu weit von Gott.

Epilog

EIN REISEBUS IN DER NACHT

Als Dom Dysmas noch Novizenmeister war, musste er einmal einen Postulanten um sechs Uhr morgens zum Bus bringen. Die zwei Männer fuhren durch die Nacht bis zur kleinen Landstraße, die in der Nähe von La Correrie vorbeiführt.

Es war Winter und man musste sich von der Großen Kartause aus einen Weg durch den dichten Schnee bahnen. Schneegestöber erschwerte den Gang.

Die Bushaltestelle unterhalb der Kartause war nicht gekennzeichnet. Ein Straßenrand – weiter nichts. Dom Dysmas und der Postulant warteten geduldig. In der Ferne erschienen Scheinwerfer. Was es der Bus? Nein, nur ein Auto; der richtige Augenblick war noch nicht gekommen. Als er endlich kam, erkannte Dom Dysmas ihn sofort an seinem Lichtkegel. Sie konnten sich gerade noch umarmen, dem Fahrer ein Zeichen geben und den Koffer einladen. Adieu. Eine Minute später war der Bus in der Dunkelheit des Waldes verschwunden und Dom Dysmas stand allein am Straßenrand.

Der Tod ist für die Mönche nicht viel anders.

Als Dom Dysmas mir diese Geschichte erzählte, sagte er leise mit einem gütigen Blick: „Der Fahrer des Reisebusses ist ein alter Kumpel. Man winkt ihm zu, wenn er vorbeifährt, und gibt ihm zu verstehen, dass er beim nächsten Mal vielleicht uns selbst auf seine schöne Reise mitnehmen darf. Oder einen anderen? Wer weiß das schon? Doch das müssen wir Gott überlassen."

DIE NÄCHSTE GENERATION TRITT DAS ERBE AN

Bruder Vincent, Pater Michel-Marie und Dom Landuin waren Glieder einer großen Kette. Sie gingen auf Wegen, die vor ihnen schon Generationen von Mönchen beschritten hatten. Auch sie kannten die Erntezeit der Ordensleute, die sie auf den Friedhof gebracht hatte. Diese Männer wussten, dass sie nicht allein waren.

Auf meiner Reise habe ich mit jungen Mönchen gesprochen, den Nachfolgern jener Brüder, denen ich dieses Buch gewidmet habe.

Ich erinnere mich an Bruder Jean-Marie, einen wunderbaren Musiker von Lagrasse, der die Gottesdienste mit seiner Musik bereicherte. Oft hörte ich ihn Klavier oder in der Kirche Orgel für sich spielen. Die Töne drangen hinaus in den gewaltigen Ehrenhof.

Im Solesmes stand mitten im Refektorium die lange Tafel der Novizen. Andächtig lauschten die jüngsten Söhne des heiligen Benedikt der Tageslesung. Von seinem hohen Pult aus betonte Dom Geoffroy Kemlin jede Silbe und verlieh so dem zeitlosen Text einen wunderbaren Klang.

In der Großen Kartause befand sich gerade für zehn Tage ein holländischer Student von etwa 20 Jahren, um seine Berufung zu überdenken. Ich sehe ihn noch vor mir an jenem Julinachmittag, wie er in Jeans und Turnschuhen ein wenig verloren auf der Empore in der Kirche saß und dem Stundengebet folgte. Beim nächtlichen Gebet hatte ihm ein etwas erfahrenerer Postulant geholfen, sich im lateinischen Antiphonale zurechtzufinden. Einige Monate später erfuhr ich, dass ihr Aufenthalt Früchte gebracht hatte: Sie überlegten nun, Kartäuser zu werden.

Die Berufungen in Sept-Fons waren zahlreich. Dutzende von jungen Trappisten nahmen im schmucklosen Chorgestühl des Heiligtums Platz. Alle Gesichter zeugten von Heiterkeit und Freude. Bruder Théophane bezeichnete sie als junge Sprösslinge im Garten Gottes.

Die Gräber der frommen Mönche, von deren Leben und Tod ich berichten durfte, werden nicht mit Unkraut überwuchert. Die Novizen werden für ihre Lehrer im Glauben beten.

Nie werden die Friedhöfe der Abteien aufhören zu blühen.

Sept-Fons, 17. April 2017 bis
Paris, 1. Januar 2018

Quellenangaben

1 Bernanos, Georges: Die begnadete Angst, Berlin, Dt. Buch-Gemeinschaft, 1960

2 Die Bibel, Freiburg i. Br., Herder, 1968[16]; alle übrigen Bibelzitate sind, soweit nicht anders angegeben, der Einheitsübersetzung 2016 entnommen.

3 Sartre, Jean-Paul: Königin Albemarle oder Der letzte Tourist. Fragmente, Reinbek b. Hamburg, Rowohlt, 1994

4 Hennezel, Marie de: Den Tod erleben, Bergisch Gladbach, Lübbe-Verl., 1996

5 Berg, Dieter u. a. (Hrsg.): Franziskus-Quellen, Kevelaer, Butzon & Bercker, 2014[2]

6 Regnault, Lucien: Abba, dis-moi une parole, Ed. des Solesmes, 2005

7 Cheng, François: Fünf Meditationen über den Tod und über das Leben, C. H. Beck, München, 2015

8 Baudelaire, Charles: Die Blumen des Bösen. Aus d. Franz. von Simon Werle, Reinbek b. Hamburg, Rowohlt, 2017

9 Die Benediktsregel 36,1–2

10 a. a. O., 58,8

11 Baudelaire, Charles: a. a. O.

12 Hugo, Victor: Demain, dès l'aube

13 Verlaine, Paul: Poetische Werke, übertr. von Sigmar Löffler, Leipzig, Insel Verl., 1977

14 Gotteslob 2014, Nr. 608,4

15 Die sieben Trappisten-Mönche von Tibhirine wurden während des algerischen Bürgerkriegs 1996 entführt und ermordet. Ihre Geschichte zeigt der Spielfilm „Von Menschen und Göttern", 2010

16 In der Französischen Revolution wurden 1794 die heute seliggesprochenen 16 Karmelitinnen von Compiègne durch die Guillotine hingerichtet, weil sie sich weigerten, ihre Ordensgelübde zu brechen. Auf dem Schafott erneuerten sie gemeinsam ihre Gelübde und begannen zu singen.

17 Jacques Hamel wurde am 26. Juli 2016 von Anhängern des Islamischen Staats ermordet, während er in seiner Kirche die heilige Messe zelebrierte.

18 Bernhard von Clairvaux: 26. Predigt über das Hohelied, in: Sämtl. Werke, Bd. V, Innsbruck, Tyrolia, 1994

19 Zweig, Stefan: Rhythmen. Nachdichtungen ausgew. Lyrik von Emile Verhaeren, Charles Baudelaire u. Paul Verlaine, Frankfurt am Main, S. Fischer, 1983

20 Racine, Jean: Ode II, in: Le Paysage ou les promenades de Port-Royal-des-Champs, Oeuvres complètes, Bd. 1, Paris, Gallimard, 1931

21 Augustinus: Confessiones IV,5,10

22 Péguy, Charles: Das Tor zum Geheimnis der Hoffnung, Freiburg, Johannes Verl., Einsiedeln, 1993[3]